Sambashivaiah Savita
Punit Naidu

Perspetiva atual do enxerto ósseo na regeneração periodontal

Sambashivaiah Savita
Punit Naidu

Perspetiva atual do enxerto ósseo na regeneração periodontal

ScienciaScripts

Imprint

Any brand names and product names mentioned in this book are subject to trademark, brand or patent protection and are trademarks or registered trademarks of their respective holders. The use of brand names, product names, common names, trade names, product descriptions etc. even without a particular marking in this work is in no way to be construed to mean that such names may be regarded as unrestricted in respect of trademark and brand protection legislation and could thus be used by anyone.

Cover image: www.ingimage.com

This book is a translation from the original published under ISBN 978-3-330-35313-8.

Publisher:
Sciencia Scripts
is a trademark of
Dodo Books Indian Ocean Ltd. and OmniScriptum S.R.L publishing group

120 High Road, East Finchley, London, N2 9ED, United Kingdom
Str. Armeneasca 28/1, office 1, Chisinau MD-2012, Republic of Moldova, Europe
Printed at: see last page
ISBN: 978-620-7-69821-9

ÍNDICE DE CONTEÚDOS

CAPÍTULO 1

<u>INTRODUÇÃO</u>

A terapia periodontal contemporânea está direccionada para o controlo da infeção e para a regeneração das estruturas de suporte perdidas. Envolve a eliminação da placa bacteriana e a correção dos defeitos anatómicos produzidos pelo processo da doença. A maioria das práticas periodontais centra-se na prevenção de doenças, na terapia inicial e no tratamento cirúrgico corretivo para eliminar bolsas periodontais profundas. No entanto, a restauração dos tecidos de suporte para o seu nível saudável é uma área crítica que oferece um resultado muito mais apelativo e, de facto, mais desejado para os pacientes.[1]

A periodontite, uma doença inflamatória crónica do periodonto, resulta na perda progressiva da ligação do tecido conjuntivo e do osso alveolar de suporte. Para além de reduzir a altura do osso, altera as características morfológicas do osso, conduzindo a uma série de defeitos ósseos ou deformidades. Estes defeitos ósseos periodontais têm de ser tratados, uma vez que o padrão de comportamento da gengiva é condicionado pela arquitetura do osso alveolar subjacente. Estas deformidades do osso alveolar, se não forem corrigidas, podem interferir com a erradicação das bolsas e dificultar a sua manutenção, conduzindo assim à recorrência da doença.[2]

O objetivo da terapia periodontal é eliminar a inflamação dos tecidos periodontais, parar a destruição dos tecidos moles e do osso causada pela doença periodontal e regenerar os tecidos perdidos.[3]

A terapia regenerativa é definida como a restauração dos tecidos de suporte dos dentes, como o osso, o cemento e o ligamento periodontal, aos seus níveis saudáveis originais. Para que a regeneração ocorra, as células com a capacidade de sintetizar cemento, osso e ligamento periodontal devem ocupar o defeito periodontal e produzir estes tecidos especializados. A chave principal para a regeneração dos tecidos é estimular uma cascata de eventos que resulta na conclusão da formação de tecidos integrados. Assim, os defeitos ósseos periodontais são tratados com enxertos para conseguir a eliminação definitiva dos defeitos da bolsa ativa, reforçar o suporte enfraquecido do dente, aumentar a capacidade do periodonto para suportar tensões funcionais e facilitar a manutenção do defeito da bolsa.[4]

Nos últimos 30 anos, têm sido desenvolvidas e aplicadas clinicamente diferentes modalidades de tratamento regenerativo. Entre estes procedimentos, o enxerto de biomateriais e a aplicação de agentes biológicos têm sido utilizados com sucesso variável para efetuar a reconstrução do aparelho de inserção perdido em defeitos intra-ósseos profundos. A aplicação de enxertos ósseos poderia potencialmente manipular a resposta biológica para um padrão de cicatrização periodontal regenerativo em vez de reparador.[5]

O termo enxerto ósseo foi definido por **Muscher** (Bauer, 2000) como *"Qualquer material implantado que, por si só ou em combinação com outros materiais, promova uma resposta de cicatrização óssea ao proporcionar propriedades osteogénicas, osteoindutoras e osteocondutoras.*[6]

Estudos demonstraram que os procedimentos de enxerto ósseo resultam num melhor ganho de fixação clínica, na redução da profundidade de sondagem e no aumento do nível ósseo. Atualmente, com a introdução de técnicas avançadas de enxerto ósseo e de materiais de enxerto de substituição óssea sofisticados, é possível aumentar o volume, a largura e a altura do osso em áreas deficientes o suficiente para regenerar os tecidos periodontais de suporte em torno de dentes questionáveis e colocar implantes em posições e angulações ideais, resultando numa restauração mais aceitável e previsível.[7]

Esta dissertação de biblioteca tem como objetivo discutir vários materiais de enxerto e o seu papel na regeneração periodontal.

CAPÍTULO 2

<u>ANTECEDENTES HISTÓRICOS</u>:

O cirurgião francês Leopold Ollier (1830-1900), chamado o "Pai da Cirurgia Óssea e Articular" e o "Pai da Cirurgia Experimental", lançou uma luz significativa sobre a função do periósteo, reflectida no seu "Traite de Regeneration Osseuse Chez L'Animal". Também efectuou enxertos ósseos autólogos e homólogos em seres humanos.

George Axhausen (1877-1960) e Erich Lexer (1867-1937), cirurgiões alemães e o cirurgião norte-americano Dallas B.Phemister (1882-1951) tiveram um papel importante para que o enxerto ósseo fosse reconhecido como racional e viável. Axhausen e Phemister descreveram o processo de incorporação do enxerto pelo organismo hospedeiro. Lexer publicou casos clínicos de aloenxertos ósseos com vinte anos de seguimento, com bons resultados em metade dos pacientes.

Os relatos de enxertos ósseos autólogos remontam ao antigo Egipto, mas a primeira descrição da utilização sistemática de enxertos ósseos autólogos, com princípios e conceitos modernos, é atribuída a Fred H. Albee (18761945), um cirurgião norte-americano que serviu durante a Primeira Guerra Mundial e publicou em 1915 um livro de texto intitulado "Bone Graft Surgery". Antes de Albee, relatos ocasionais descreviam o uso de várias formas de enxertos ósseos.

No século XVII foi relatado o sucesso de um xenoenxerto ósseo efectuado por Job Veen Meekeren, que tratou um defeito ósseo no crânio de um soldado russo com osso do crânio de um cão. Foram necessários dois séculos para que surgisse uma nova referência sobre este tipo de cirurgia. Em 1881, Mac Ewen conseguiu reconstruir o numerus de uma criança com um osso cadavérico. Barth e Marchand também observaram que o osso do autoenxerto quando transplantado para outro local entra em necrose e é posteriormente invadido por células do hospedeiro que se diferenciam em células ósseas e produzem novo osso. Assim, os autores demonstraram que um fragmento de osso retirado de um local pode substituir o osso de outro local.[8]

Marshall R Urist (1914- 2001) estabeleceu a capacidade osteocondutora da Matriz Óssea Desmineralizada (MDB), o que levou à descoberta e compreensão de uma família de proteínas denominadas Proteínas Morfogénicas Ósseas (BMP's). Atualmente, tanto a DBM como as BMP estão disponíveis para utilização clínica isoladas ou em combinação com suportes. Esta descoberta deu início a uma nova era no domínio dos enxertos ósseos, levando ao desenvolvimento da investigação de substitutos de enxertos.[9,10,11]

[th]No século XX, três importantes descobertas científicas estimularam o rápido desenvolvimento da cirurgia moderna: o advento da anestesia, atribuído a Williams Thomas Green Morton em 1846; o uso da assepsia e o desenvolvimento de uma solução anti-séptica para prevenir a infeção na cirurgia por Joseph Lister; a descoberta dos raios X por Wilhelm Conrad Roentgen, que realizou a primeira radiografia, tirada pela mão da sua mulher em dezembro de 1895. Estas descobertas impulsionaram o tratamento cirúrgico das fracturas durante a Primeira Guerra Mundial.[12]

A utilização de enxertos ósseos na terapia periodontal pode ser rastreada até ao trabalho de Hegedus (1923). Ele relatou o sucesso em seis casos através do transplante de osso autógeno da tíbia para os maxilares para tratar a "piorreia avançada".

Após este relatório e durante as décadas seguintes, a avaliação de xenoenxertos de vários tipos tornou-se o principal foco de atenção.[13]

Buebe e Silvers (1936) utilizaram pó de osso de vaca cozido para reparar com sucesso defeitos intra-ósseos em humanos. Estudos efectuados em cães (Beube, 1934 e 1942) sugeriram que os defeitos periodontais criados cirurgicamente tinham uma taxa de cicatrização acelerada após a colocação de pó de osso de vaca cozido, sendo o osso e o cemento depositados mais rapidamente nos defeitos enxertados.[14]

Os purum é um osso de boi que é embebido em hidróxido de potássio para remover o colagénio, em acetona para remover os lípidos e numa solução salina para remover as proteínas. Forsberg (1956) utilizou este material em 11 defeitos intra-ósseos humanos. Um apresentou excelentes resultados, sete foram satisfatórios e três não foram satisfatórios.[15]

O osso anorgânico é o osso bovino do qual a matéria orgânica é extraída por meio de etilenodiamina e autoclavada. Melcher (1962) enxertou 187 defeitos ósseos em 163 pacientes com um acompanhamento mínimo de 3 anos. Considerou que a sequestração prolongada e a reabsorção lenta eram contrárias à utilização de osso anorgânico. Patur e Glickman (1962) obtiveram resultados semelhantes.[16]

O Boplant é osso bovino que é preparado por extração com detergente, extração com clorofórmio e metanol para reduzir o conteúdo lipídico, esterilização em propiolactona e liofilização. Em 77 defeitos intra-ósseos em 56 pacientes, Scopp *et al* (1966) relataram uma redução da profundidade de bolsa de 3 mm aos 6 meses e um milímetro adicional após 1 ano. Older (1967) relatou bons resultados em quatro casos, resultados razoáveis em três, e resultados sem sucesso em dois, medidos pela redução da profundidade de sondagem e aumento da densidade radiográfica. A utilização clínica generalizada que se seguiu a estes relatórios resultou numa rejeição e insucesso de rotina (Emmings, 1974). O Boplant foi subsequentemente retirado do mercado (Emmings, 1974).[17]

Os aloenxertos ósseos liofilizados (FDBAs) mostraram que 60-68% dos defeitos tinham 50% ou mais de preenchimento ósseo na reentrada, o que foi constatado num estudo realizado por Mellonig *et al.*

em 1981. Foi demonstrado que a hidroxiapatite densa (HA) se compara favoravelmente com o desbridamento na redução da profundidade de sondagem e no aumento do nível de fixação clínica por Meffert *et al.* em 1985.[18]

Yukna, em 1990, efectuou um estudo clínico de 6 meses sobre o polímero de substituição de tecido duro (HTR) (osso sintético HTR) e demonstrou um preenchimento significativo do defeito e uma melhoria do nível de fixação em relação ao desbridamento com retalho aberto (OFD). Pepelassi M (1991) realizou um estudo para comparar a eficácia de um enxerto composto de fosfato tricálcico, gesso de paris e doxiciclina com o desbridamento cirúrgico isolado no tratamento de defeitos de furca de Classe II e Classe III. Foi tratado um total de 40 locais. O preenchimento do defeito foi 3,7 vezes maior nos locais enxertados e estes locais tinham 4,0 vezes mais probabilidades de ter 50% ou mais de preenchimento do defeito. O efeito do enxerto foi mais pronunciado nos defeitos de Classe III, em que o preenchimento horizontal do defeito e o ganho de ligação clínica foram alcançados apenas nos locais enxertados. O Bio-Oss é um osso bovino do qual são removidos todos os componentes inorgânicos e utilizado para regeneração por Richardson *et al.* em 1999.[1]

CAPÍTULO 3

<u>BIOLOGIA ÓSSEA</u>:

A. Anatomia do osso

B. Microanatomia do osso

C. Fisiologia do osso

D. Formas de osso

A. ANATOMIA DO OSSO:

O osso é um tecido conjuntivo calcificado, duro e forte, que pode suportar forças de tração de 12500 psi e forças de compressão de 7000psi. A sua forma e volume alteram-se acentuadamente em resposta a influências funcionais e fisiológicas. O osso é composto por dois tipos de tecidos ósseos.[20]

a. Tipos de tecidos ósseos:

i) *Cortical:*

É denso e constitui a superfície exterior dos ossos

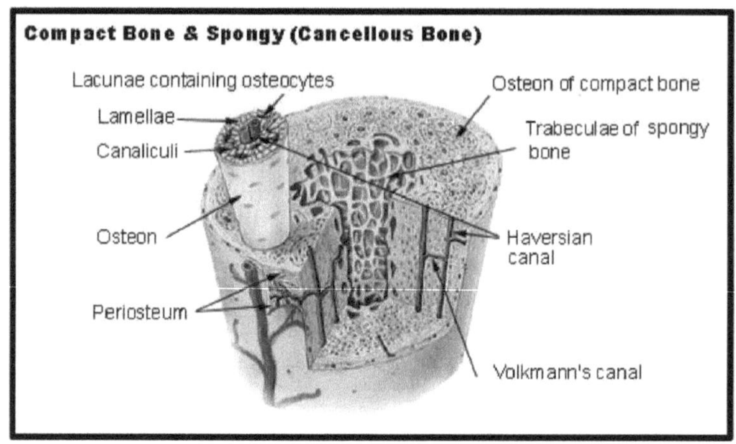

ii) *Esponjoso*:

A sua consistência é esponjosa e é constituída por uma rede de trabéculas.

A diferença entre o osso cortical e o osso esponjoso reside no tamanho e no número de espaços no seu interior. A medula óssea preenche os espaços no osso esponjoso. A medula gordurosa amarela predomina nas cavidades maiores dos ossos longos, enquanto a medula vermelha se encontra nos ossos chatos e nas extremidades articulares dos ossos longos. Esta última contém os precursores dos elementos formadores do sangue.

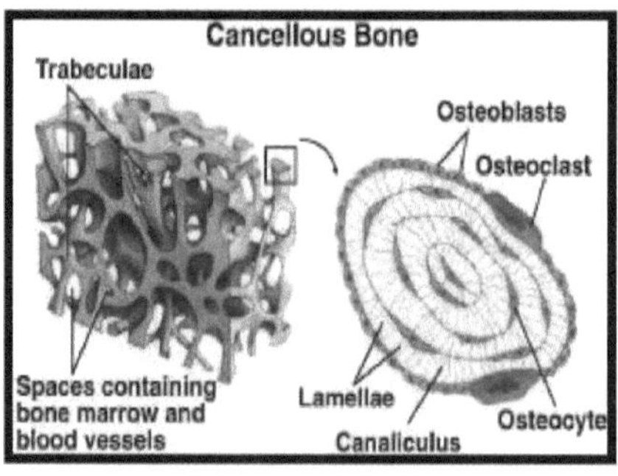

O suprimento de sangue para o osso cortical é derivado em grande parte de pequenos vasos periosteais, que penetram em minúsculos orifícios no osso. O osso esponjoso é vascularizado por vasos maiores e menos numerosos que perfuram o osso cortical e se distribuem para as cavidades trabeculares. A maioria dos ossos longos tem uma grande artéria nutritiva que entra no espaço da medula perto do centro do corpo do osso e representa o fornecimento arterial dominante ao osso esponjoso interno e às células da medula. No osso plano, numerosas veias e pequenas artérias penetram nas superfícies corticais para fornecer um fluxo sanguíneo abundante. Pequenos linfáticos e nervos acompanham as veias e artérias do osso.[21]

O osso é composto por elementos orgânicos e inorgânicos. O peso do osso seco é constituído por fosfato de cálcio inorgânico (65-70%) e por uma matriz orgânica de proteínas fibrosas e colagénio (30-35% do peso). O componente inorgânico do osso é constituído por fosfato de cálcio e carbonato de cálcio com pequenas quantidades de magnésio, fluoreto e sódio. Os cristais minerais formam a hidroxiapatite, que se precipita num arranjo ordenado em torno das fibras de colagénio do osteoide.

Os cristais minerais são depositados ao longo das fibras de colagénio entrelaçadas e formam cristais ósseos em forma de bastão, medindo 20 nm de comprimento e 2,5 a 7,5 nm de largura. Os cristais ósseos estão rodeados por uma fina camada de água, conhecida como concha de hidratação, que permite a livre troca de iões com a superfície cristalina. O componente orgânico do osso é constituído por 90% de colagénio de tipo I e 10% de substância triturada, que consiste em proteínas não colagénicas, glicoproteínas, péptidos, proteoglicanos, lípidos e hidratos de carbono.[22]

b. Periósteo do osso:

A superfície externa do osso é coberta por uma membrana denominada periósteo. Esta é constituída por duas camadas, a externa e a interna. A camada exterior é uma membrana fibrosa e a camada interior é celular. Nos ossos jovens, a camada interna é constituída por numerosos osteoblastos e é também designada por membrana osteogénica ou camada cambial. As células osteoprogenitoras presentes nesta região podem formar osteoblastos quando necessário. Os enxertos ósseos com periósteo tiveram menos reabsorção, sem considerar o facto de o periósteo estar em contacto com osso ou tecido subcutâneo, em comparação com os enxertos sem periósteo.

O periósteo adere à superfície de cada um dos ossos em quase todas as partes, mas não às extremidades cartilaginosas. Quando tendões ou ligamentos fortes estão ligados a um osso, o periósteo é incorporado com eles. O periósteo é constituído por duas camadas estreitamente unidas, sendo a externa formada principalmente por tecido conjuntivo, contendo ocasionalmente algumas células adiposas; a interna, por fibras elásticas do tipo mais fino, formando redes membranosas densas, que podem ser novamente separadas em várias camadas.[23]

Nos ossos jovens, o periósteo é espesso e muito vascular e está intimamente ligado, em ambas as extremidades do osso, à cartilagem epifisária, mas menos estreitamente ao corpo do osso, do qual está separado por uma camada de tecido mole, contendo um certo número de corpúsculos granulares ou osteoblastos, através dos quais se processa a ossificação no exterior do osso jovem. Mais tarde na vida, o periósteo é mais fino e menos vascular, e os osteoblastos são convertidos numa camada epitelioide na superfície profunda do periósteo. O periósteo serve de nidus para a ramificação dos vasos antes da sua distribuição no osso.

Daí a possibilidade de o osso sofrer esfoliação ou necrose quando esta membrana é retirada por lesão ou doença.[24]

c. Endósteo do osso:

Em anatomia, o endósteo (plural endostea) é uma fina membrana vascular de tecido conjuntivo que reveste a superfície do tecido ósseo que forma a cavidade medular dos ossos longos. Esta superfície endosteal é normalmente reabsorvida durante longos períodos de desnutrição, resultando numa menor espessura da cortical. O endósteo encontra-se em todas as superfícies internas dos ossos: a cavidade medular, os espaços ocos no osso trabecular (esponjoso), os canais de Haversian (osteónicos) e de Volkmann (perfurantes) no osso cortical (compacto) dos ossos longos, como o úmero e o fémur, dos ossos planos, como as costelas e os ossos pélvicos, e dos ossos sesamóides, como a rótula. Uma única camada de células epiteliais e células osteoprogenitoras ou células estaminais ósseas e células que se desenvolvem a partir delas: osteoblastos e osteoclastos. Pequena quantidade de fibras de tecido conjuntivo. As células e as fibras do endósteo formam um tipo de tecido conjuntivo chamado tecido conjuntivo frouxo.[25]

Fornecimento de sangue e inervação do endósteo:

Vasos sanguíneos. O endósteo recebe sangue através de artérias perfurantes que entram no osso através de forames nutritivos

Fibras nervosas autonómicas que regulam o tónus dos vasos sanguíneos.

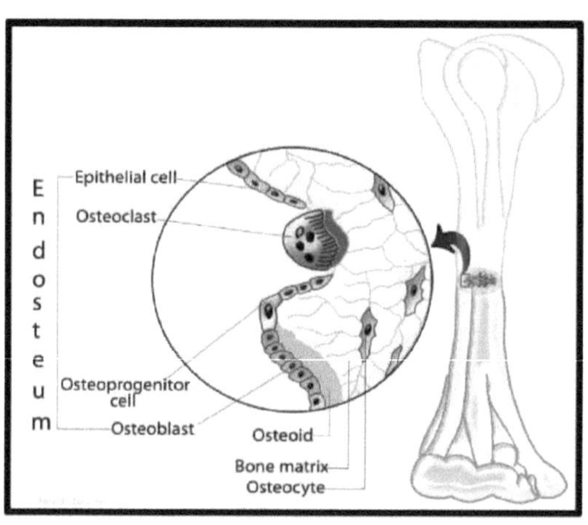

d. Suprimento vascular e neural do osso:

Os vasos sanguíneos do osso são muito numerosos. Os do tecido compacto derivam de uma rede estreita e densa de vasos que se ramificam no periósteo. A partir desta membrana, os vasos passam para os minúsculos orifícios do tecido compacto e percorrem os canais que atravessam a sua substância.

O tecido esponjoso é fornecido de forma semelhante, mas por vasos menos numerosos e maiores, que, perfurando o tecido compacto exterior, se distribuem pelas cavidades da parte esponjosa do osso. Nos ossos longos, podem ser observadas numerosas aberturas nas extremidades perto das superfícies articulares; algumas delas dão passagem às artérias do conjunto maior de vasos referido; mas as aberturas mais numerosas e maiores são para algumas das veias do tecido esponjoso, que emergem separadas das artérias.[25]

A artéria *medular* ou *nutritiva*, geralmente acompanhada de uma ou duas veias, envia ramos para cima e para baixo, que se ramificam na membrana medular e dão ramificações aos canais adjacentes. As ramificações deste vaso fazem anastomose com as artérias dos tecidos esponjosos e compactos. Na maioria dos ossos planos e em muitos dos ossos esponjosos curtos, observam-se uma ou mais aberturas grandes, que transmitem às partes centrais dos vasos ósseos correspondentes às artérias e veias nutritivas. As veias emergem dos ossos longos em três locais (Kolliker):

(1) Uma ou duas veias grandes acompanham a artéria;

(2) Numerosas veias grandes e pequenas emergem nas extremidades articulares;

(3) Muitas veias pequenas passam para fora da substância compacta.

Uma artéria nutritiva perfura a haste perto do seu meio e entra na cavidade medular. Por vezes, pode estar presente mais do que uma artéria nutritiva. A abertura para a artéria nutritiva é denominada forame nutritivo. O forame conduz a um canal que passa obliquamente através da haste. O canal está direcionado para longe da extremidade em crescimento do osso. No interior da cavidade medular, a artéria divide-se em ramos ascendentes e descendentes. Várias artérias entram no osso. Algumas delas são artérias epifisárias, enquanto outras são artérias metafisárias. Várias artérias pequenas nascem de vasos periosteais e entram no osso através de forames minúsculos.[26]

Os ramos de todas estas artérias formam um rico plexo sinusoidal na medula óssea. Muitos ramos do plexo entram nos canais de Havers através de comunicações destes últimos na cavidade medular. As artérias periosteais chegam aos canais de Havers através dos canais de Volkmann. Cohen e Harris demonstraram a ramificação dos vasos de Havers tanto para a lamela endosteal como para a lamela periosteal.

Os nervos são numerosos nas extremidades articulares dos ossos longos, nos vertebrados e nos ossos chatos maiores. Ocorrem amplamente no periósteo e as fibras finas mielinizadas e não mielinizadas acompanham os vasos nutritivos no osso e até os espaços perivasculares dos canais de Haversian.

B. MICROANATOMIA DO OSSO:

A unidade estrutural primária do osso cortical, o Osteon, ou sistema haversiano, consiste em anéis concêntricos de tecido ósseo (lamelas) dispostos em torno de um canal central chamado canal haversiano. Quando se examina uma secção transversal do osso em baixa potência, o osso é dividido em vários distritos circulares, cada um deles constituído por um orifício central rodeado por vários anéis concêntricos. Estes distritos são designados por sistemas Haversianos; o orifício central é um **canal Haversiano** e os anéis são camadas de tecido ósseo dispostas concentricamente em torno do canal central e designadas por **lamelas.**[27]

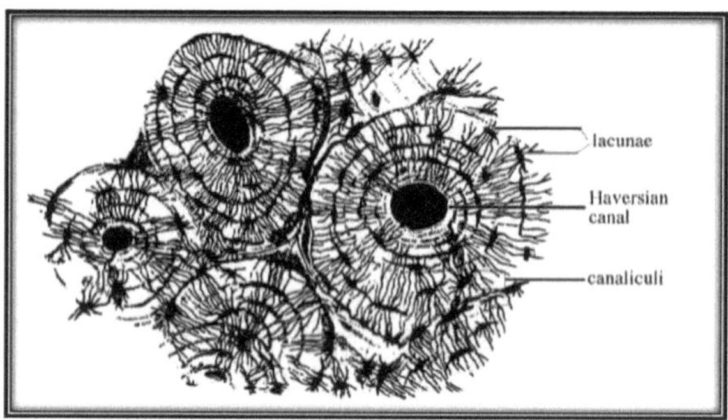

Se examinarmos mais atentamente, verificamos que entre estas lamelas

Em redor do canal central estão dispostas concentricamente várias manchas escuras, designadas por lacunas. Estas lacunas estão ligadas entre si e ao canal central de Haversian por um certo número de finas linhas escuras, que irradiam como os raios de uma roda e são designadas por **canalículos.** Preenchendo os intervalos irregulares que restam entre estes sistemas circulares, encontram-se outras lamelas, com as suas lacunas e canalículos em várias direcções, mas mais ou menos curvas, que se designam por **lamelas intersticiais.** Outras lamelas, que se encontram na superfície do osso, estão dispostas paralelamente à sua circunferência; são denominadas circunferenciais ou, por alguns autores, **lamelas primárias ou fundamentais**, para as distinguir das que se dispõem em torno dos eixos dos canais haversianos, que são então denominadas **lamelas secundárias ou especiais.**[28]

Na secção transversal do osso, os canais de Haversian são vistos como buracos redondos. Na secção longitudinal do osso, os canais de Haversian são demonstrados como canais verdadeiros. Estes canais correm paralelamente ao eixo longitudinal do osso durante uma curta distância e depois ramificam-se e comunicam. Variam consideravelmente em tamanho, alguns chegando a ter 0,12 mm de diâmetro; o tamanho médio é, no entanto, de cerca de 0,05 mm. Perto da cavidade medular, os canais são maiores do que os que se encontram perto da superfície do osso. Cada canal contém um ou dois vasos sanguíneos, com uma pequena quantidade de tecido conjuntivo delicado e alguns filamentos nervosos. Nos canais maiores existem também vasos linfáticos e células com processos ramificados que comunicam, através dos canalículos, com os processos ramificados de certas células ósseas na substância do osso. Os canais próximos da superfície do osso abrem-se sobre ele por orifícios minúsculos, e os que se encontram perto da cavidade medular abrem-se da mesma forma para este espaço, de modo que todo o osso é permeado por um sistema de vasos sanguíneos que atravessam os canais ósseos nos centros dos sistemas Haversianos.[29]

As lamelas são placas finas de tecido ósseo que circundam o canal central e podem ser comparadas, para efeitos de ilustração, a várias folhas de papel coladas umas sobre as outras em torno de um cilindro oco central. Depois de macerar um pedaço de osso em ácido mineral diluído, estas lamelas podem ser retiradas no sentido longitudinal como películas finas. Quando estas são examinadas com um microscópio de alta potência, verifica-se que são compostas por uma estrutura finamente reticular, constituída por fibras transparentes muito finas, que se decussam obliquamente e se fundem nos pontos de intersecção; estas fibras são compostas por fibrilhas finas idênticas às do tecido conjuntivo branco. A matriz intercelular entre as fibras está impregnada de depósito calcário que o ácido dissolve. Em muitos locais, as várias lamelas podem ser vistas como estando unidas por fibras afiladas, que as atravessam obliquamente, fixando-as ou aparafusando-as; foram descritas pela primeira vez por Sharpey, e foram denominadas por ele fibras perfurantes.[30]

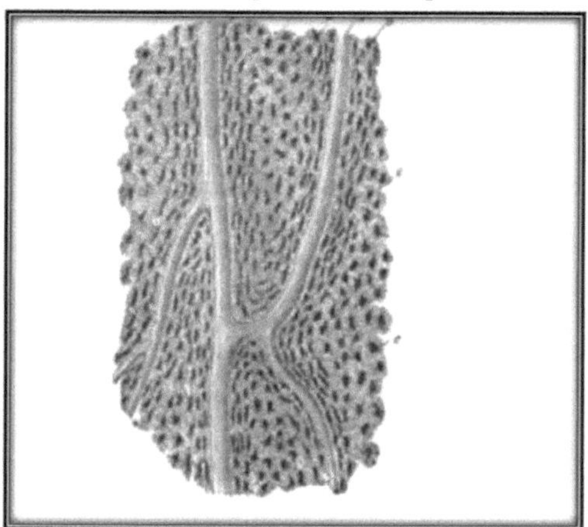

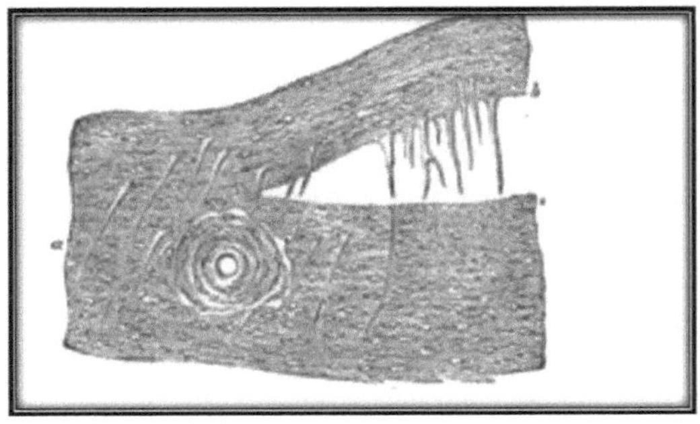

Fibras perfurantes, osso parietal humano, decalcadas, (H.Muller). a. fibras perfurantes in situ, b. fibras extraídas do encaixe, c. encaixes.

As lacunas estão situadas entre as lamelas e são constituídas por vários espaços oblongos. Numa secção microscópica normal, vista à luz transmitida, aparecem como manchas fusiformes opacas. Cada lacuna é ocupada durante a vida por uma célula ramificada, denominada célula óssea ou corpúsculo ósseo, cujos processos se estendem para os canalículos.

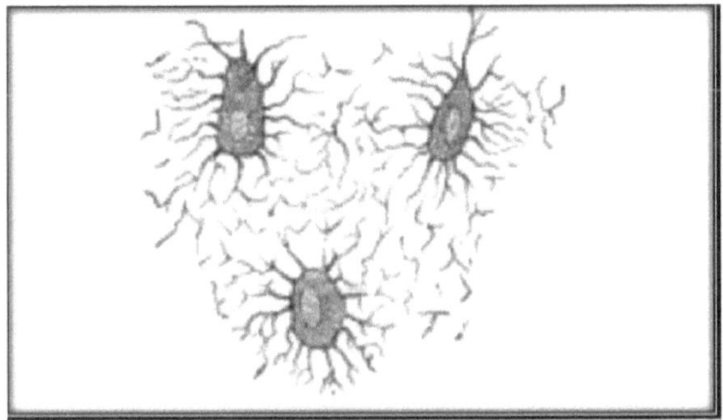

Células ósseas nucleadas e seus processos contidos nas lacunas ósseas e seus canalículos

Ossificação: alguns ossos são precedidos por membranas, como os que formam o teto e os lados do crânio; outros, como os ossos dos membros, são precedidos por hastes de cartilagem. Por isso, são descritos dois tipos de ossificação: a intramembranosa e a intracartilaginosa.

OSSIFICAÇÃO INTRAMEMBRANOSA:

No caso dos ossos que se desenvolvem em membrana, nenhum molde cartilaginoso precede o aparecimento do tecido ósseo. A membrana que ocupa o lugar do futuro osso tem a natureza de tecido conjuntivo e acaba por formar o periósteo; é composta por fibras e células granulares numa matriz. A porção periférica é mais fibrosa, enquanto que no interior predominam as células ou *osteoblastos*; todo o tecido é ricamente irrigado por vasos sanguíneos. No início do processo de formação óssea, nota-se uma pequena rede de espículas que irradia do ponto ou centro de ossificação. Estes raios são constituídos, nos seus pontos de crescimento, por uma rede de fibras finas e claras e corpúsculos granulares, com uma substância fundamental intermédia.[31]

As fibras são denominadas **fibras osteogénicas** e são constituídas por fibrilhas finas que pouco diferem das do tecido fibroso branco. A membrana assume rapidamente uma aparência escura e granular devido à deposição de grânulos calcários nas fibras e na matriz interveniente e, no material calcificado, alguns dos corpúsculos granulares ou osteoblastos são encerrados. Através da fusão dos grânulos calcários, o tecido assume novamente uma aparência mais transparente, mas as fibras já não são vistas de forma tão distinta. Os osteoblastos envolvidos nos corpúsculos do futuro osso, os espaços em que estão encerrados constituem as lacunas. A membrana assume rapidamente um aspeto escuro e granuloso devido à deposição de grânulos calcários nas fibras e na matriz interveniente e, no material calcificado, alguns dos corpúsculos granulares ou osteoblastos são encerrados. Através da fusão dos grânulos calcários, o tecido assume novamente uma aparência mais transparente, mas as fibras já não são vistas de forma tão distinta. Os osteoblastos envolvidos nos corpúsculos do futuro osso, os espaços em que estão encerrados constituem as lacunas. À medida que as fibras osteogénicas crescem para a periferia, continuam a calcificar e dão origem a novas espículas ósseas. Assim, forma-se uma rede de osso, cujas malhas contêm os vasos sanguíneos e um delicado tecido conjuntivo repleto de osteoblastos. As trabéculas ósseas tornam-se mais espessas devido à adição de novas camadas de osso formadas pelos osteoblastos na sua superfície e as malhas são invadidas de forma correspondente. Posteriormente, depositam-se camadas sucessivas de tecido ósseo sob o periósteo e em torno dos canais vasculares maiores que se tornam os canais de Havers, de modo que o osso aumenta muito em espessura.[32]

OSSIFICAÇÃO INTERCARTILAGINOSA:

Pouco antes do início da ossificação, a massa é inteiramente cartilaginosa e, num osso longo, o processo começa no centro e avança para as extremidades, que durante algum tempo permanecem cartilaginosas. Posteriormente, um processo semelhante começa em um ou mais lugares nessas extremidades e gradualmente se estende por elas. As extremidades, no entanto, não se unem ao corpo do osso por tecido ósseo até que o crescimento tenha cessado; entre o corpo e cada extremidade, uma camada de tecido cartilaginoso denominada cartilagem epifisária persiste por um período definido.

O primeiro passo na ossificação da cartilagem é que as células da cartilagem, no ponto onde a ossificação está a começar e que é denominado centro de ossificação, aumentam de tamanho e dispõem-se em filas. A matriz em que se encontram inseridas aumenta em quantidade, de modo que as células ficam mais separadas umas das outras. Nesta matriz, entre as fileiras de células, ocorre agora um depósito de material calcário, de modo que elas ficam separadas umas das outras por colunas longitudinais de matriz calcificada, apresentando um aspeto granular e opaco. Aqui e ali, a matriz entre duas células da mesma fila também se calcifica, e barras transversais de substância calcificada estendem-se de uma coluna calcária para outra. Assim, existem grupos longitudinais de células da cartilagem encerrados em cavidades oblongas, cujas paredes são formadas por uma matriz calcificada que corta toda a nutrição das células; as células, em consequência, atrofiam, deixando espaços chamados aréolas primárias.[33]

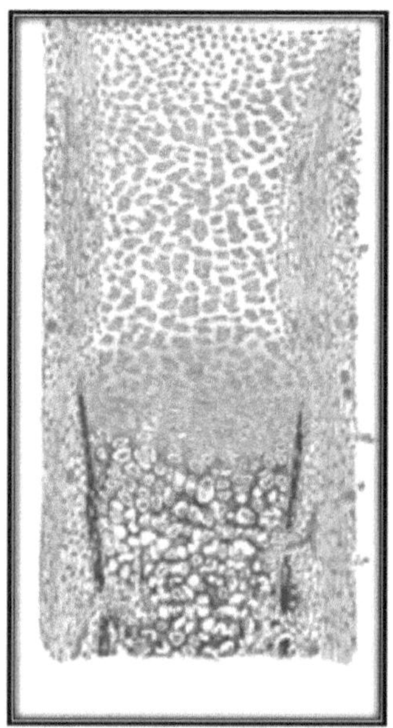

Ao mesmo tempo que este processo se desenrola no centro da barra sólida de cartilagem, estão a ocorrer certas alterações na sua superfície. Esta é coberta por uma membrana muito vascular, o pericôndrio. Através da ação destas células, forma-se uma fina camada de tecido ósseo entre o pericôndrio e a cartilagem. Nesta primeira fase de ossificação, dois processos ocorrem simultaneamente: no centro da cartilagem, a formação de um número de espaços oblongos, formados por matriz calcificada e contendo as células murchas da cartilagem, e na superfície da cartilagem a formação de uma camada de verdadeiro osso membranar. A segunda fase consiste no prolongamento para o interior da cartilagem de processos da camada osteogénica mais profunda do pericôndrio, que agora se tornou periósteo. Os processos consistem em vasos sanguíneos e células - osteoblastos, ou formadores de osso, e osteoclastos, ou destruidores de osso. Estes últimos são semelhantes às células gigantes (mieloplaxes) encontradas na medula óssea e escavam passagens através da nova camada óssea formada por absorção e passam através dela para a matriz calcificada. Sempre que estes processos entram em contacto com as paredes calcificadas das aréolas primárias, absorvem-nas, causando assim uma fusão das cavidades originais e a formação de espaços maiores, denominados aréolas secundárias ou espaços medulares. Estes espaços secundários são preenchidos com medula embrionária, constituída por osteoblastos e vasos, derivados, da forma descrita acima, da camada osteogénica do periósteo.[34]

Enquanto a ossificação do corpo cartilaginoso se estende em direção às extremidades articulares, a cartilagem imediatamente à frente do tecido ósseo continua a crescer até atingir o comprimento do osso adulto. Durante o período de crescimento, a extremidade articular, ou epífise, permanece durante algum tempo inteiramente cartilaginosa, surgindo depois um centro ósseo, no qual se inicia o processo de ossificação intracartilaginosa; mas este processo nunca se estende a grandes distâncias. A epífise permanece separada do corpo por uma estreita camada cartilaginosa durante um determinado período de tempo. Esta camada acaba por se ossificar, a distinção entre o corpo e a epífise é eliminada e o osso assume a sua forma completa. Assim, os ossos continuam a crescer até que o corpo tenha adquirido a sua estatura completa. Aumentam de comprimento por ossificação, continuando a estender-se atrás da cartilagem epifisária, que continua a crescer antes do processo de ossificação. Aumentam de circunferência pela deposição de osso novo, proveniente da camada mais profunda do periósteo, na sua superfície externa e, ao mesmo tempo, dá-se uma absorção a partir do interior, através da qual as cavidades medulares aumentam. O osso permanente formado pelo periósteo no início da sua formação é de estrutura esponjosa. Mais tarde, os osteoblastos contidos nos seus espaços dispõem-se em

as camadas concêntricas características dos sistemas Haversianos, e são incluídos como corpúsculos ósseos.[35]

O número de centros ossíficos varia nos diferentes ossos. Na maioria dos ossos curtos, a ossificação começa num único ponto perto do centro e prossegue em direção à superfície. Nos ossos longos existe um ponto central de ossificação para o corpo ou diáfise: e um ou mais para cada extremidade, a epífise[36] .

Osteócitos, osteoblastos e osteoclastos são os três tipos de células características do osso. Os osteoblastos são as células que produzem ativamente a matriz óssea. Derivam de uma linha de células ósseas progenitoras e são capazes de iniciar ou cessar a produção de matriz orgânica, dependendo das condições locais. Com a mineralização da matriz óssea orgânica circundante, os osteoblastos ficam presos no seu espaço circundante ou lacuna e transformam-se em osteócitos. Com a reabsorção da matriz circundante, um osteócito pode voltar a ser um osteoblasto produtor de matriz. Os osteoclastos encontram-se nas superfícies do osso em reabsorção e são conhecidos por serem os mediadores do processo de reabsorção óssea. Os osteoclastos são células grandes e multi-nucleadas que se acredita serem derivadas de linhas celulares linfóides.

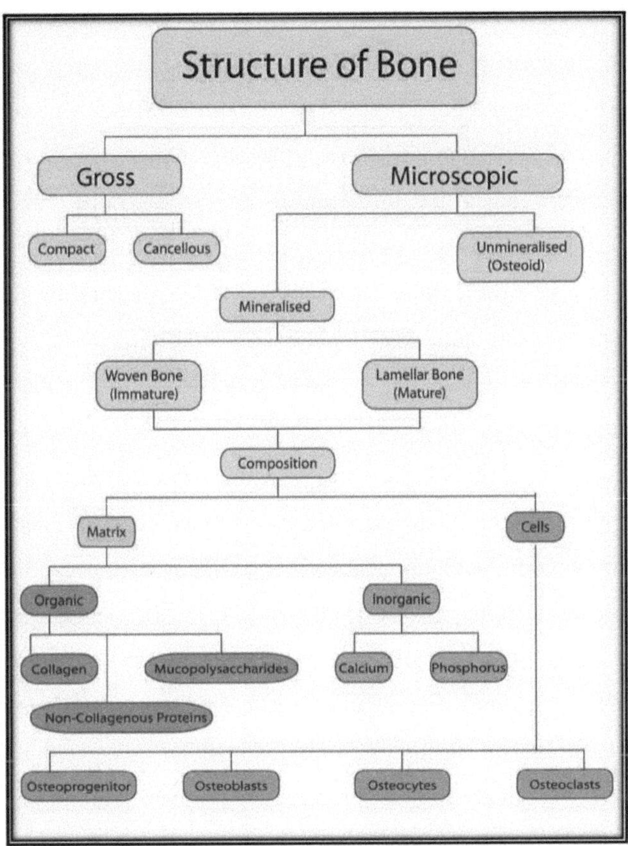

(I) CÉLULAS:

Durante a formação e a remodelação óssea são identificados três tipos principais de células ósseas: osteoblastos, osteócitos e osteoclastos.

A. OSTEOBLASTS:

Trata-se de células mononucleares, metabolicamente activas e produtoras de osso. Foram diferenciadas a partir das células osteoprogenitoras de origem mesenquimal. Segregam osteoide, a matriz orgânica não mineralizada que posteriormente sofre mineralização, conferindo assim ao osso a sua força e rigidez. Vários factores, como o fator de crescimento transformador, a proteína morfogenética óssea, o fator de crescimento dos fibroblastos e o fator de crescimento derivado das plaquetas, induzem a diferenciação das células osteoprogenitoras imediatamente antes da formação óssea. A principal função dos osteoblastos é a síntese e secreção de matriz orgânica óssea. Esta envolve o colagénio de tipo I, pequenas quantidades de colagénio de tipo IV e várias outras macromoléculas. A síntese de colagénio ocorre no retículo endoplasmático rugoso e no aparelho de golgi. As fibras de colagénio são sintetizadas a partir do tropocolagénio extracelular e tornam-se mais reticuladas à medida que amadurecem. Outras macromoléculas sintetizadas sob a forma de proteínas são a Osteocalcina, a Osteonectina, a Osteoprotogerina e alguns proteoglicanos. Após a formação da matriz orgânica, esta é mineralizada. Os osteoblastos desempenham um papel importante na mineralização da matriz. Verifica-se um aumento da atividade dos níveis extracelulares de cálcio e também um aumento da atividade do fosfato alcalino na superfície celular dos osteoblastos. Há secreção das enzimas osteocalcina que ajudam a ligar-se aos iões de cálcio localmente.[37]

B. OSTEOCITOS:

Trata-se de osteoblastos maduros presos no interior da matriz óssea. A partir de cada osteócito, uma rede de processos citoplasmáticos estende-se através de canalículos cilíndricos até aos vasos sanguíneos e a outros osteócitos. Os osteócitos são colocados em pequenos espaços denominados lacunas. O espaço entre a parede das lacunas e a célula é de cerca de 0,25 pm. Os osteócitos estão ligados por muitos canalículos que medem 0,5-0,25 pm, que se ramificam algumas vezes contendo os processos dendríticos das células e contactam com os processos dendríticos das células adjacentes, estando assim em continuidade eléctrica e metabólica. Os osteoclastos são células multinucleadas de reabsorção óssea, controladas por mecanismos hormonais e celulares. Estas células funcionam em grupos denominados "cones de corte" que se fixam às superfícies ósseas nuas e, através da libertação de enzimas hidrolíticas, dissolvem as matrizes inorgânicas e orgânicas do osso e da cartilagem calcificada. A porção mineral da matriz inclui iões de cálcio e fosfato. Estes iões são absorvidos em pequenas vesículas por endocitose, que se deslocam através da célula e acabam por ser libertados para o fluido extracelular, aumentando assim os níveis dos iões no sangue. Este processo resulta na formação de fossas erosivas pouco profundas nas superfícies ósseas, designadas por lacunas de Howship. Os cones de corte são também designados por "bordo de rufo", que é a caraterística dos osteócitos.[38]

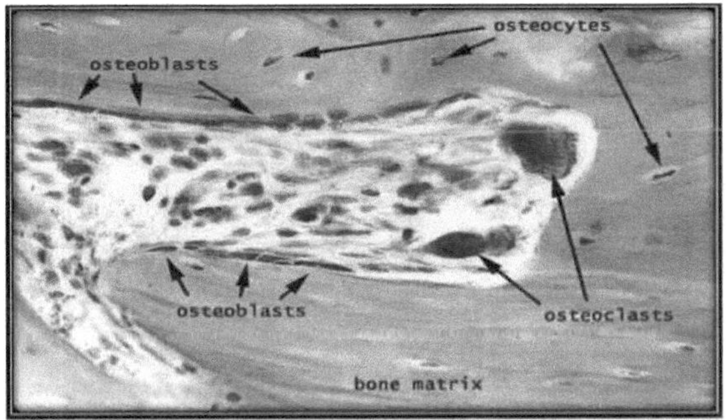

C. OSTEOCLASTS:

Estas são as células de reabsorção óssea. As células progenitoras mononucleares são induzidas a proliferar e a diferenciar-se em osteoclastos. Alguns péptidos da matriz óssea podem funcionar como atractivos quimiotácticos para os osteoclastos. Uma vez que os osteoclastos se fixam ao osso, existe uma forte adesão entre eles. Isto forma um microambiente entre a superfície óssea e os osteoclastos. Os osteoclastos contêm um maior número de mitocôndrias e uma membrana apical dobrada especializada.[39]

Os osteoclastos segregam protões para acidificar este compartimento entre o osso e a membrana do bordo estriado e, assim, formam-se gradualmente lacunas de reabsorção. Verifica-se uma diminuição do pH lacunar quando os protões são transportados através da borda estriada. Isto provoca uma maior solubilidade da hidroxiapatite.[40]

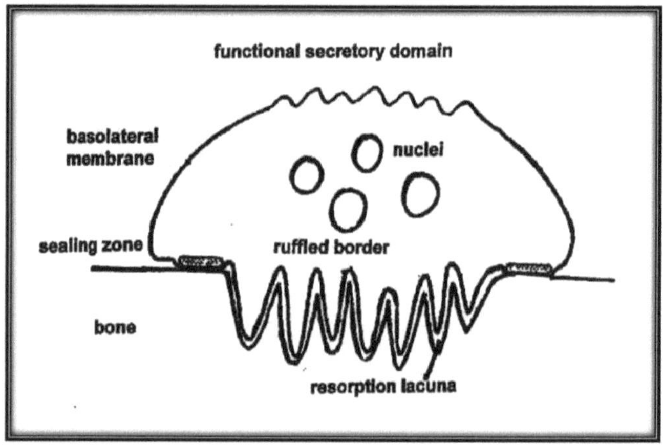

D. PAPEL DOS OSTEOBLASTOS E OSTEOCLASTOS NA

REMODELAÇÃO ÓSSEA:

A massa óssea é mantida por um equilíbrio entre a atividade dos osteoblastos (à direita), que formam o osso, e dos osteoclastos (à esquerda), que o decompõem. Normalmente, a formação e a reabsorção óssea são processos intimamente ligados, envolvidos na remodelação normal do osso. Os osteoblastos formam o osso produzindo uma matriz que depois se torna mineralizada. Os osteoblastos também regulam a atividade dos osteoclastos através da expressão de citocinas como o recetor ativador do ligando do fator nuclear-κB (RANKL), que ativa a diferenciação dos osteoclastos, e a osteoprotegerina (OPG), que inibe o RANKL. Os factores que estimulam a proliferação ou a diferenciação dos osteoblastos são a proteína morfogenética óssea (BMP), o fator de crescimento transformador-0 (TGF0), o fator de crescimento semelhante à insulina (IGF), o fator de crescimento dos fibroblastos (FGF), o fator de crescimento derivado das plaquetas (PDGF), o fator de crescimento endotelial vascular (VEGF) e o WNT. O antagonista do WNT, DKK, bloqueia a proliferação dos osteoblastos. Os osteoclastos são grandes células multinucleadas que decompõem o osso e são responsáveis pela reabsorção óssea.[41]

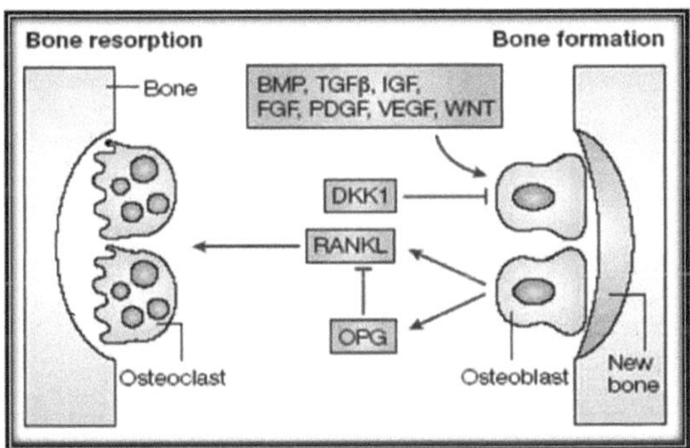

FISIOLOGIA DO OSSO:

A incorporação de um enxerto ósseo é definida como o "processo de envolvimento e interdigitação do tecido ósseo do dador com o novo osso depositado pelo recetor". Este processo segue uma cascata típica de vários passos que é brevemente introduzida aqui e definida em maior detalhe mais tarde. Inicialmente, o enxerto ósseo produz uma resposta que leva à acumulação de células inflamatórias, seguida da quimiotaxia das células mesenquimatosas do hospedeiro para o local do enxerto. Posteriormente, as células primitivas do hospedeiro diferenciam-se em condroblastos e osteoblastos, um processo sob a influência de vários factores osteoindutores. Os processos adicionais de revascularização do enxerto ósseo e de reabsorção do enxerto necrótico ocorrem em simultâneo. Finalmente, ocorre a produção de osso a partir dos osteoblastos na estrutura tridimensional do enxerto, seguida da remodelação óssea em resposta ao stress mecânico.[42]

FORMAS DE OSSO:

Com base na origem do desenvolvimento:

Intramembranoso - Formado por transformação direta do mesênquima condensado

Intra-cartilaginoso - Substituição de um modo de cartilagem pré-formado

Com base na origem embriológica

Ossos membranosos - ossos do crânio, da face e da mandíbula.

Ossos endocondrais - ossos longos do esqueleto, como o petroso, o ilíaco, a costela, o occipital, o etmoide, a mastoide e o esfenoide.

CAPÍTULO 4

<u>CLASSIFICAÇÃO DOS ENXERTOS ÓSSEOS</u>

Têm sido utilizados vários sistemas de classificação para organizar os enxertos de substituição óssea, que normalmente incluem a origem (por exemplo, aloenxerto, autoenxerto e xenoenxerto).

I. De acordo com Reynolds et al. 2010

1. Composição química (por exemplo, fosfato de cálcio)
2. Propriedades físicas (por exemplo, cerâmica),

11. De acordo com David L. Hoexter, 2002. existem quatro princípios básicos

divisões dos enxertos ósseos:

1. Osso autógeno;

2,Osso alográfico;

3 Osso aloplástico; e

4 Osso xenográfico.

Enxerto ósseo e substitutos de enxerto ósseo - uma classificação baseada na composição

Type	Characteristics	Examples
I	**Autografts**	
	. Iliac crest . Locally harvested . Vascularized or non-vascularized cortical bone . Aspirated and/or enriched bone marrow stromal cells	
II	**Allografts**	Grafton(DBM)
	. Mineralized . Demineralized bone matrix	
III	**Synthetic bone graft substitutes**	
	Hydroxyapatite blocks and granules	Hapapore(HA) Endobon(HA)

	. Formed by sintering or precipitation . Formed by conversion of calcium carbonate	Pro-osteon(HA)
IV	Soluble calcium based granules .. Tricalcium phosphate(TCP) . Calcium sulphate	Vitoss(TCP) Skelite Osteosite
V	Silicon containing calcium phosphates	
VI	Bone-morphogenic proteins(BMPs) .. BMP-2 . BMP-7 . Growth differentiation factor-5	Infuse(BMP-2) Ossigraft(OC-1)
VII	Injectable cements .. Polymethyl methacrylate . Calcium phosphate cements . Silica containing cements	Norian

III. De acordo com Nasr HF em 1965,

1) Osso humano

Enxertos autógenos ou enxertos autógenos

- Extra-oral

- Intra-oral

Aloenxertos ou enxertos alogénicos

- Osso fresco congelado

- Aloenxertos ósseos liofilizados (FDBA)

- Enxertos ósseos liofilizados desmineralizados (DFDBA)

II) Substitutos ósseos

Xenoenxertos ou enxertos xenogénicos

- Hidroxiapatite de origem bovina

- Carbonato de cálcio coralino

Alloplastos ou enxertos aloplásticos

- Absorvível

- Não absorvível

IV. DE ACORDO COM O GRAU DE INDUÇÃO POTENCIAL (Carranza 11ª edi pg 872)

1. Enxerto osteoindutor

1. Enxerto ósseo autógeno

a. Extra oral

Fresco

Congelados ou conservados.

Intra-oral

Coágulo ósseo

- **Tuberosidade**

- **Mistura de ossos**

- **Entalhe de ossos.**

11. Aloenxerto:

a. Enxerto ósseo desmineralizado liofilizado (DFDBA)

b. Aloenxertos ósseos liofilizados (FDBA)

2. Enxerto osteocondutor:

> i. Aloenxerto

- **FDBA**

- **DFDBA**

> ii. **Alloplast - Hidroxiapatite porosa.**

> 3. **Enxerto osteoneutro: Enxertos que são totalmente inertes e servem apenas para preenchimento de espaços.**

> i. **Materiais aloplásticos**

> **Reabsorvível - fosfato tricálcico**

Não reabsorvível - durapatite, hidroxiapatite

V. <u>De acordo com conge et al!978</u>

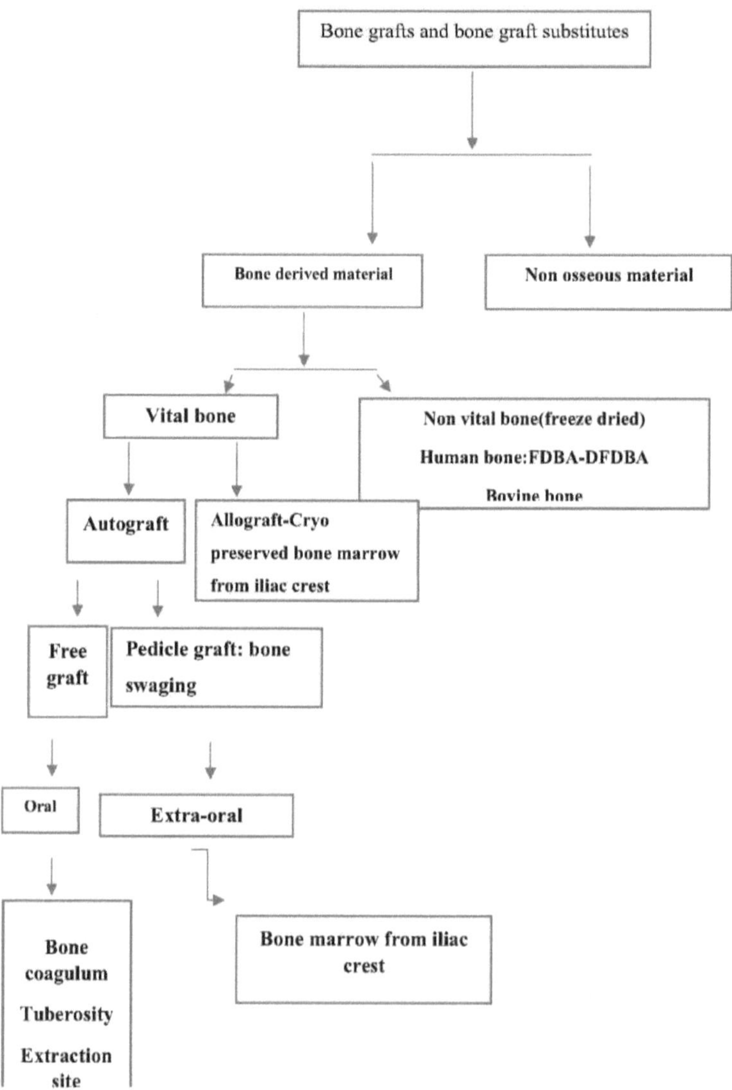

Bone grafts and bone graft substitutes
Bone derived material
Non osseous material
Vital bone
Non vital bone(freeze dried)
Human bone:FDBA-DFDBA
Bovine bone
Autograft
Allograft-Cryo preserved bone marrow from iliac crest
Free graft
Pedicle graft: bone swaging
Oral
Extra-oral
Bone coagulum
Tuberosity
Extraction site
Bone marrow from iliac crest

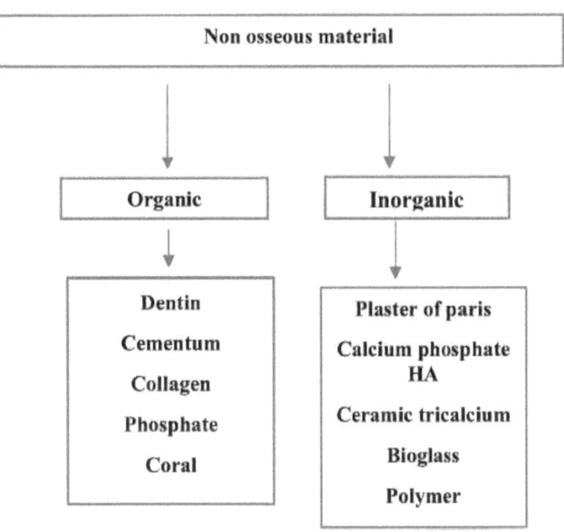

Non osseous material
Organic
Inorganic
Dentin
Cementum
Collagen
Phosphate
Coral
Plaster of paris
Calcium phosphate HA
Ceramic tricalcium
Bioglass
Polymer

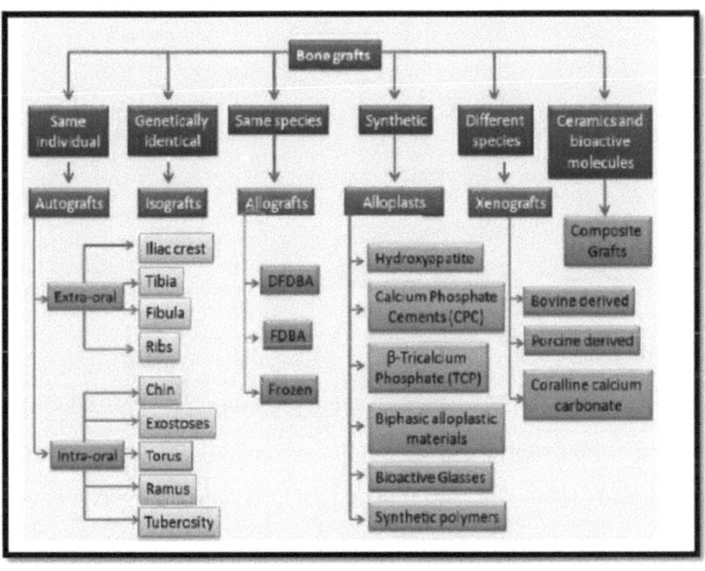

Bone grafts
Same individual
Genetically identical
Same species
Synthetic
Different species
Ceramics and bioactive molecules
Autografts
Isografts
Allografts
Alloplasts
Xenografts
Composite Grafts
Extra-oral
Iliac crest
Tibia
Fibula
Ribs
Intra-oral
Chin
Exostoses
Torus
Ramus
Tuberosity
DFDBA
FDBA
Frozen
Hydroxyapatite
Calcium Phosphate Cements (CPC)
β-Tricalcium Phosphate (TCP)
Biphasic alloplastic materials
Bioactive Glasses
Synthetic polymers
Bovine derived
Porcine derived
Coralline calcium carbonate

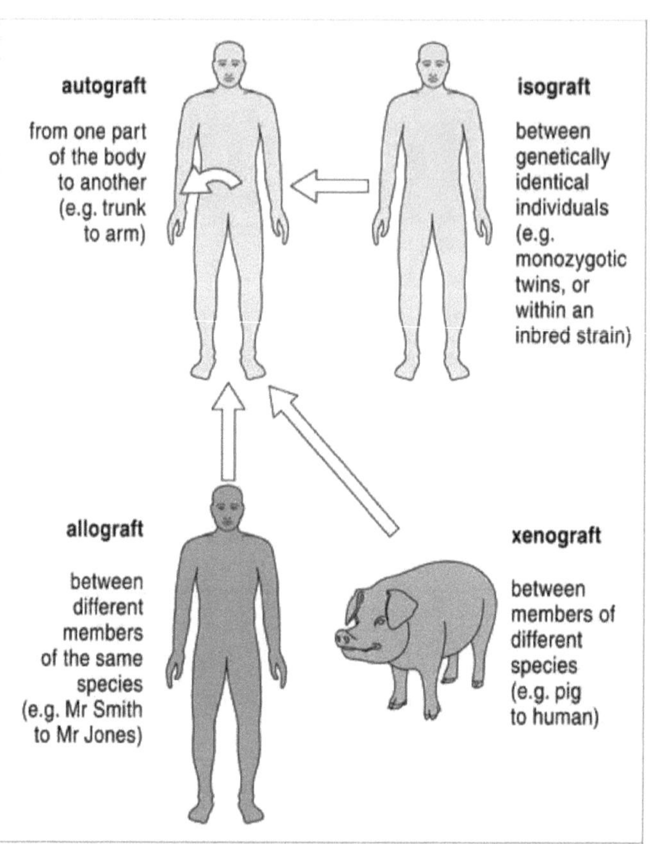

A. AUTOGRAFIAS:

Os enxertos ósseos autógenos são retirados de uma parte do corpo do paciente e transferidos para outra. O enxerto ósseo autógeno é considerado ideal devido às suas propriedades osteocondutoras e osteoindutoras e porque contém uma fonte de células osteoprogenitoras. De acordo com **Rosenberg e Rose 1998, continua a** ser considerado o padrão de ouro pelo qual outros materiais de enxerto são comparados.

Em 1923, Hegedus foi pioneiro na utilização de locais extra-orais como fonte de enxerto ósseo em defeitos ósseos periodontais, utilizando osso da tíbia. Schallhorn e Hiatt reavivaram esta abordagem na década de

1960.[49]

Schallhorn (1967, 1968), na tentativa de obter material dador osteogénico adequado para enxertos, escolheu a medula da anca, que tem o maior potencial indutivo para tratar defeitos periodontais. Os núcleos de medula óssea foram obtidos utilizando a trefina óssea de Turkell e imediatamente inseridos no defeito ósseo preparado ou colocados em meios essenciais mínimos e mantidos frios ou congelados. O armazenamento não parece diminuir significativamente o potencial osteogénico.[50]

O enxerto autógeno pode ser cortical ou esponjoso ou uma combinação de ambos. Os enxertos esponjosos têm a capacidade de revascularizar mais cedo devido à sua arquitetura esponjosa. **Wilk R.M 2004** demonstrou que a revascularização começa por volta do 5º dia. Os enxertos corticais requerem uma reabsorção considerável por atividade osteoclástica antes da formação óssea osteoblástica. Este processo é designado por "substituição rasteira" e pode produzir áreas de osso necrótico que persistem indefinidamente num estudo realizado por **Enneking WF et al. 1975.**[51]

O enxerto autógeno é constituído por dois componentes, uma estrutura anatómica natural e um andaime para suporte e invasão celular e um componente essencialmente de colagénio tipo 1, que fornece vias para a vascularização e resiliência do osso. A vitalidade do enxerto autógeno pode variar em termos de duração, podendo alguns durar menos tempo do que o desejado. É colhido do mesmo indivíduo, pelo que deve estar disponível e ser utilizado um segundo local de ferida cirúrgica. O uso de osso autógeno, no entanto, evita a possibilidade de antigenicidade e a possível rejeição imunológica.[52] Podem ser de dois tipos: Autoenxertos intra-orais e autoenxertos extra-orais.

AUTO-ENXERTOS INTRA-ORAIS:

Os enxertos ósseos autógenos intra-orais colhidos da tuberosidade maxilar, de áreas alveolares edêntulas, de feridas ósseas cicatrizadas, de locais de extração e de áreas mentais e retro-molares, tal como demonstrado em estudos efectuados por **Nasr et al. 1999, Rosenberg e Rose 1998, Rosenberg e Rose 1998; Mellonig 1992, mostraram** que podem ser utilizados vários tipos de enxertos ósseos autógenos.[53]

(a)   Lascas de osso cortical:

O ímpeto para o uso moderno de enxertos ósseos periodontais pode ser atribuído ao trabalho de **Nabers e O'Leary, 1965, que relataram** que as aparas de osso cortical removidas por cinzéis manuais durante a osteoplastia e ostectomia de locais dentro da área cirúrgica poderiam ser usadas com sucesso para efetuar um aumento coronal na altura do osso. Estas não são utilizadas atualmente porque são geralmente partículas muito mais longas 1.559,6 * 183 mm e têm um maior potencial de sequestro, como demonstrado em estudos realizados por **Zaner e Yukna, 1984.**[54]

(b)   Coágulo ósseo:

Robinson (1969) concebeu uma técnica para a obtenção de material dador de enxertos ósseos que consiste numa mistura de aparas de osso e sangue do campo cirúrgico, denominada "Osseous Coagulum". O conceito baseava-se no facto de a substância mineralizada poder induzir a osteogénese e parece ser uma extensão da técnica desenvolvida por Nabers e O'Leary (1965)[55]

As aparas foram obtidas durante a osteoplastia. Foram recolhidas num grande retractor ou espelho e misturadas com sangue do doente num prato estéril. As fontes do enxerto ósseo incluem:

- Crista lingual na mandíbula

- Exostoses

- Cristas edêntulas

- Osso distal ao último dente

- Osso removido por osteotectomia ou osteoplastia

Superfícies linguais da mandíbula ou maxila a pelo menos 5 mm das raízes.

A técnica utiliza pequenas partículas de osso cortical. O osso é removido por uma broca de carboneto #6 ou #8 a velocidades entre 500 e 30.000 rpm, colocado num prato estéril ou num pano de amálgama utilizado para preencher o defeito. As brocas de diamante são descartadas, pois provocam a queima do osso.[56]

A vantagem do tamanho da partícula é que proporciona uma área de superfície adicional para a interação de elementos celulares e vasculares, uma vez que, como o tamanho da partícula é inferior ao das lascas corticais, a reabsorção e substituição do osso hospedeiro é mais certa. Os primeiros estudos em macacos mostraram que o tamanho pequeno das partículas (100μ) conduz a uma atividade osteogénica mais precoce e mais elevada do que as partículas maiores.[57]

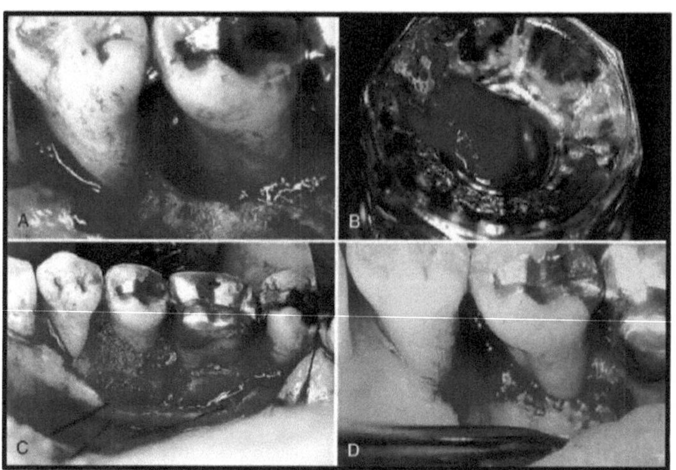

<u>VANTAGENS DA TÉCNICA DO COÁGULO ÓSSEO:</u>

- O material ósseo autólogo pode ser facilmente obtido a partir do local da cirurgia já exposto.

- O tamanho reduzido das partículas pode favorecer a reabsorção do transplante e a deposição precoce de osso novo. Pode também diminuir a incidência de sequestro.

- O transplante é material autólogo e não há resposta imunitária do hospedeiro.

- A aceitação do procedimento por parte do paciente não é um problema, uma vez que o local do dador é intra-oral.[58]

<u>DESVANTAGENS DO COÁGULO ÓSSEO:</u>

- O tempo necessário para a recolha de uma quantidade adequada de material pode ser prolongado se o defeito for grande ou se houver vários defeitos a preencher.

- Dificuldade em recolher e transferir o material devido à fraca visibilidade e fluidez.

- A quantidade e a qualidade dos fragmentos de ossos presentes no material recolhido são desconhecidas.

- Potencial de indução de osteogénese relativamente baixo. Por conseguinte, a técnica de Robinson foi modificada para perfurar o córtex e assim obter alguns elementos de osso trabecular e medula óssea para aumentar o potencial osteogénico.[59]

PREVISIBILIDADE:

Embora se tenha registado sucesso em defeitos não passíveis de serem tratados com a técnica intra-óssea, até à data não foi comunicada qualquer quantificação dos resultados numa grande amostra da população. Consequentemente, a previsibilidade relativa desta técnica não foi estabelecida para um defeito ósseo específico.[60]

ACHADOS HISTOLÓGICOS:

A substituição do enxerto por osso viável foi observada numa biópsia de 7 meses de um coágulo ósseo, sendo provável que os resultados sejam semelhantes aos observados por **Froum et al**. para o enxerto de mistura de osso e coágulo ósseo.

Mistura de osso intra-oral cortical e esponjoso - técnica introduzida por **Diem, Bowers e Moffitt**.

(c)Mistura de ossos:

Diem e colegas[61] (1972) modificaram a técnica do coágulo ósseo original de Robinson para permitir um acesso mais fácil e a recolha de material dador, um procedimento denominado "Osseous Coagulum Bone Blend". Utilizaram uma cápsula estéril e um pilão para misturar ou combinar o osso obtido de locais de extração, exostoses, toros ou cristas edêntulas. As espículas ósseas (esponjosas ou corticais) obtidas a partir dos cinzéis e dos rongeurs foram trituradas durante 60 segundos para produzir uma massa homogénea, que poderia ser facilmente colocada num defeito corporal e firmemente embalada no seu interior.

Froum e colegas[62] (1975 e 1976) verificaram que a mistura de osso e coágulo ósseo proporcionava o mesmo potencial regenerativo que a medula ilíaca e um potencial regenerativo significativamente superior ao do desbridamento aberto. Observaram ainda que a quantidade de preenchimento ósseo pode depender mais das superfícies ósseas disponíveis do que do número de paredes ósseas.

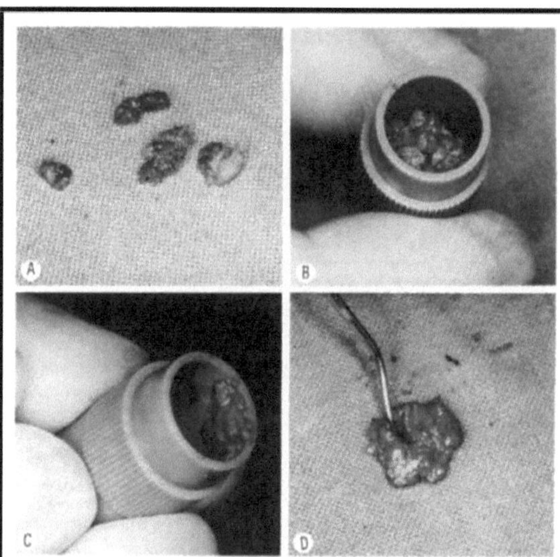

FIGURE 1. (A) Bone fragments removed from edentulous ridge. Large fragment on right was exostotic. (B) Sterile capsule with bone fragments resting on pestle. One drop of saline added before trituration. (C) "Bone blend" produced by trituration for 60 seconds in mechanical amalgamator. (D) Light pressure upon blended mass demonstrates plasticity, similar to a slushy mix of amalgam.

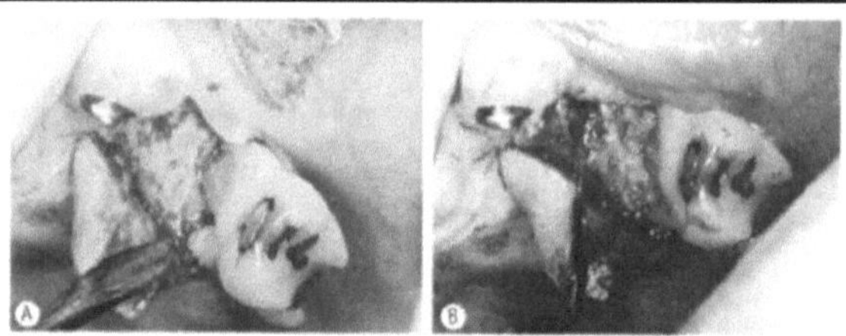

FIGURE 2. (A) Trough-like defect from mesiofacial line angle of mesiofacial root to mesiolingual line angle of palatal root. Defect extends interradicularly as a grade 2 furcation involvement. (B) Exostosis was removed from buccal plate, and cortical and cancellous bone from edentulous ridge. "Bone blend" has been pressed to place in defect.

VANTAGENS:

1. Facilidade de aquisição.

2. O mesmo domínio cirúrgico.

3. Vantagens das técnicas esponjosa e cortical.[63]

LIMITAÇÕES:

1. Armamento mais alargado.

2. Defeitos extensos podem exigir mais material do que aquele que pode ser obtido com esta abordagem.

PREVISIBILIDADE:

Froum et al relataram um preenchimento médio de 2,98 mm em 37 defeitos intra-ósseos tratados com enxertos de mistura óssea de coágulo ósseo. Isto representou um grau de preenchimento de 70,6% dos defeitos de uma, duas e três paredes tratados, em contraste com o grau de preenchimento de 21,8% (0,66 mm) observado em 38 controlos simulados e um grau de preenchimento de 60% (4,36 mm) observado com enxertos ilíacos.[64]

ACHADOS HISTOLÓGICOS:

Froum et al. demonstraram a regeneração do osso e do cemento e a orientação paralela e funcional das fibras do ligamento periodontal em espécimes de blocos humanos de 6-13 semanas após procedimentos de enxerto de coágulo ósseo - mistura de osso.

TRANSPLANTES DE MEDULA ÓSSEA ESPONJOSA:

Vários investigadores relataram resultados favoráveis a partir da tuberosidade maxilar de alvéolos de extração recentes, de alvéolos de cicatrização criados e de cristas edêntulas. Esta categoria de enxertos tem provavelmente a utilização mais generalizada na terapia e os resultados foram comparados favoravelmente com os transplantes ilíacos para defeitos intra-ósseos.

A tuberosidade maxilar contém frequentemente uma boa quantidade de osso esponjoso, particularmente se os terceiros molares não estiverem presentes, sendo também ocasionalmente observados focos de medula vermelha. Depois de uma incisão na crista ser efectuada distalmente a partir do último molar, o osso é removido com uma broca curva e cortante. Deve ter-se o cuidado de não estender a incisão demasiado para distal, para evitar a secção do músculo palatino; além disso, a localização do seio maxilar deve ser analisada na radiografia, para evitar cortes no seio maxilar.[65]

As cristas edêntulas podem ser abordadas com um retalho, a medula óssea esponjosa é removida com curetas, cinzéis de retroação ou trefina. As cavidades são deixadas a cicatrizar durante 8-12 semanas e a porção apical é utilizada como material dador. As partículas são reduzidas a pequenos pedaços.[66]

VANTAGENS:

1. Facilidade relativa de aquisição

2. Potencial de indução relativamente elevado para a osteogénese

LIMITAÇÕES:

1. Pode ser necessária uma exposição cirúrgica adicional para obter material do dador

2. Defeitos extensos podem exigir mais material do que aquele que pode ser obtido

3. Uma dentição completa com ausência relativa de tuberosidades maxilares pode evitar esta abordagem.

PREVISIBILIDADE:

Numa série de 160 locais de enxertos intra-ósseos, foi registada uma aposição óssea média de 3,65 mm, o que permite alguma quantificação para avaliação. No entanto, o sucesso relativo para defeitos ósseos específicos não foi relatado. Rosenberg relatou um sucesso previsível para o defeito ósseo amplo com três paredes ósseas e para a cratera interproximal profunda numa série de 400 procedimentos de auto-enxerto. Numa série de estudos documentada de forma única, Patur não conseguiu demonstrar uma diferença significativa entre oito enxertos intra-orais de osso esponjoso e medula óssea e abordagens sem enxerto. Os enxertos ilíacos demonstraram maior preenchimento em defeitos de uma parede, mas foi observada uma variabilidade considerável em todas as categorias de procedimentos.[67]

Carraro et al relataram um preenchimento médio de 3,07 mm em 39 defeitos de duas paredes, em contraste com o preenchimento de 2,15 mm em 26 locais de controlo. Os seus dados em defeitos de uma parede não demonstraram uma diferença satisfatoriamente significativa entre os locais experimentais e de controlo (2,5 mm em 14 locais de enxerto em comparação com 2,25 mm em 10 locais de controlo). As suas descobertas são consistentes com outros relatórios sobre novas fixações que descrevem diferentes taxas de sucesso dependentes da morfologia do defeito.[68]

ACHADOS HISTOLÓGICOS:

Existe informação histológica disponível em humanos que descreve o potencial deste material para restaurar a integridade do aparelho de fixação, ou seja, novo osso alveolar, cemento e um ligamento periodontal funcionalmente orientado.

LOCAIS DE TUBEROSIDADE:

Hiatt e Schallhorn (1973), ao procurarem fontes alternativas aos implantes da crista ilíaca, escolheram a tuberosidade como uma fonte potencial de medula vermelha residual ou de células reticulares primitivas com competência pleuripotencial. No mínimo, acreditavam que o osso esponjoso era uma fonte potencial de um grande número de osteoblastos. O osso esponjoso foi obtido após a remoção cuidadosa da placa cortical através da utilização de rongeurs e curetas ósseas. Após o tratamento de 166 defeitos intra-ósseos com implantes de osso esponjoso da tuberosidade, locais de extração e cristas edêntulas, observaram que a regeneração total foi obtida com a formulação: "O grau de regeneração no defeito ósseo varia diretamente com a adequação da cobertura de tecido mole e com a área de superfície da parede do corpo vascularizado que reveste o defeito; varia inversamente com a área de superfície da raiz."[69]

LOCAIS DE EXTRACÇÃO:

Halliday (1969), numa tentativa de obter uma aquisição adequada de osso esponjoso autógeno, desenvolveu um procedimento cirúrgico em duas fases. A técnica utilizava uma trefina óssea para criar defeitos artificiais na mandíbula: 6 ou 7 semanas mais tarde, a área era reintroduzida e o novo osso era removido e transplantado para os defeitos intra-ósseos.[70]

O conceito de utilização deste osso recém-formado a partir de um defeito artificial foi alargado para incluir o osso de locais de extração. Se forem necessárias extracções, estas são programadas para coincidir com o tratamento dos defeitos intra-ósseos, de modo a que a reentrada possa ter lugar 6 a 8 semanas mais tarde.

BONE SWAGING:

Ewen (1965) introduziu a técnica do osso contíguo ou swaging ósseo para o tratamento de defeitos ósseos, na qual o osso de uma área edêntula é movido ao lado do dente para o tratamento do defeito.[71]

MÉTODO GERAL:

Com a sonda de bolsa, são registadas a profundidade, a largura e a extensão da bolsa específica a ser tratada. A bolsa é ainda avaliada radiograficamente através da utilização de pontas metálicas, guta-percha e/ou mistura de amálgama à base de borracha. Se se pretender uma fixação a um nível superior, é especialmente importante observar a crista óssea, a sua textura, espessura e distância do dente.

Quando estão presentes defeitos ósseos profundos que ameaçam a retenção dos dentes envolvidos, a compressão óssea torna-se um procedimento de eleição.

Após a injeção de um anestésico local, o conteúdo da bolsa, como cálculos, detritos, saliências e todos os tecidos moles creviculares são escrupulosamente removidos. As superfícies radiculares dos dentes são raspadas e aplainadas. Nesta altura, o osso septal é deixado em paz. No caso do defeito proximal de um molar inclinado, é feita uma marcação colorida no rebordo lingual e nas superfícies vestibulares num ponto pré-determinado mesial e paralelo à inclinação do defeito ósseo.

É efectuada uma incisão através da gengiva seguindo esta linha. Se o osso por baixo da incisão for muito denso, é efectuado um corte com uma broca fina. De seguida, introduz-se um cinzel cirúrgico fino e embotado na incisão. Com uma série de golpes de martelo bem direccionados, o osso interveniente é empurrado para cima e para a superfície da raiz. Sempre que possível, a gengiva sobrejacente é deixada intacta. Nesta altura, pode ser útil tirar uma radiografia para se certificar de que o osso se encontra diretamente contra o dente. A superfície é coberta com celofane, folha metálica ou spray de colódio. O penso cirúrgico é colocado depois de o Surgicel ter sido colocado na ferida cirúrgica. Normalmente, é prescrito um antibiótico no pré-operatório e no pós-operatório como medida profiláctica.

A compressão óssea pode ser utilizada numa abordagem direta ou após uma gengivectomia ou um procedimento de retalho.

<u>ABORDAGEM DIRECTA SEM INCISÃO:</u>

O primeiro e segundo molares inferiores do lado direito revelaram proeminências ósseas interproximais com crateras adjacentes e abaixo dos pontos de contacto. Os detritos da bolsa foram removidos, as raízes foram escamadas e aplainadas. Um pau de madeira, mais largo do que as saliências ósseas, foi colocado diretamente contra os tecidos moles sobrejacentes e recebeu vários golpes de martelo afiados. Um cinzel cirúrgico, mais estreito do que o pau de madeira, foi então colocado interproximalmente para acabar de empurrar o osso para o espaço interproximal. A área foi coberta e deixada em paz durante duas semanas. No prazo de um mês, a cicatrização sem intercorrências produziu fendas gengivais impenetráveis a uma sonda periodontal. Os tecidos apresentavam-se cor-de-rosa, firmes e bem adaptados aos dentes.

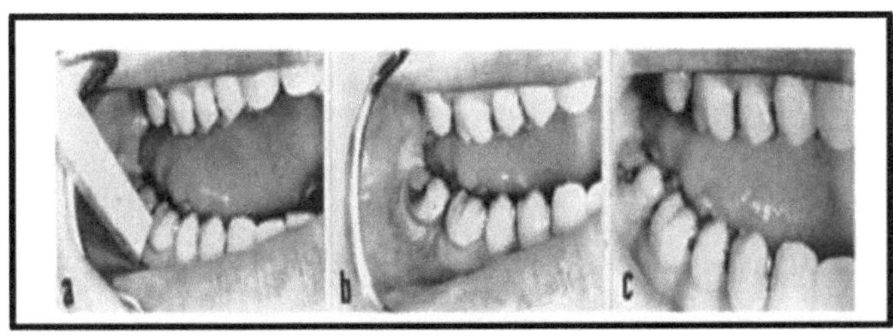

(a) Um pau largo é colocado contra uma proeminência óssea, (b) É mostrada a ferida após a compressão óssea, (c) É mostrada a cicatrização após a compressão óssea.

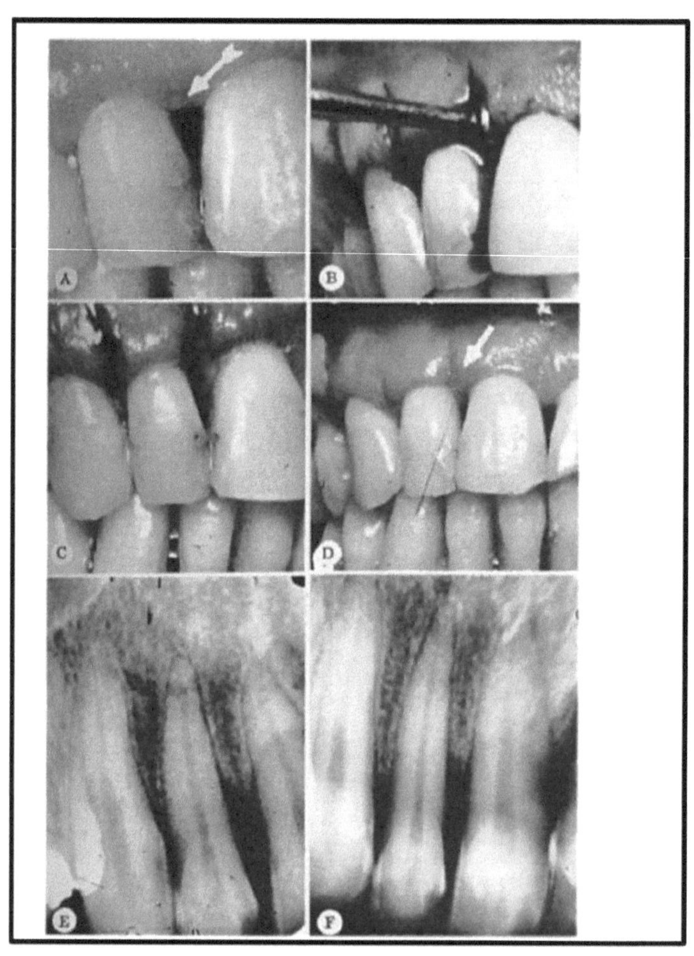

(a) Cratera gengival entre o incisivo central superior direito e o incisivo lateral (seta), (b) Brunidor modelado malhado interproximalmente. (c) Ferida imediatamente após a compressão óssea, área UR 1-2, (d) Cicatrização, área UR 1-2, quatro meses de pós-operatório (seta), (e) Radiografia da área UR 1-2 antes da compressão, (f) Radiografia da zona UR 1-2 quatro meses após a compressão óssea, sem alterações ósseas invulgares.

ABORDAGEM DE GENGIVECTOMIA:

Método: Para molares maxilares com múltiplos defeitos infra-ósseos e defeitos profundos interproximais

crateras, este método parece racional. Um anestésico local é injetado diretamente nos tecidos a tratar. É efectuada uma gengivectomia exploratória estreita. É efectuado um desbridamento imaculado das bolsas. Em seguida, um cinzel cirúrgico rombo é colocado contra a parede óssea e o osso é empurrado contra os dentes. Uma cobertura inócua, como uma folha de metal ou celofane, é colocada diretamente sobre a ferida. Aplica-se um penso cirúrgico na superfície para assegurar uma adaptação estreita e a estabilidade do coágulo. O penso é deixado no local durante duas semanas.

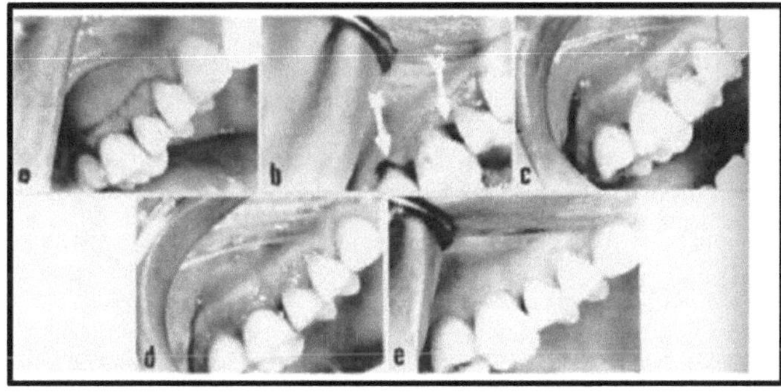

(a) A gengivectomia exploratória está representada, (b) Os defeitos infra-ósseos estão expostos (setas),

(c) É mostrada a cicatrização após uma semana, (d) É mostrada a aparência da cicatrização após duas semanas, (e) É mostrada a cicatrização após um mês.

A ABORDAGEM COM RETALHO:

Método: A compressão óssea pode ser utilizada no tratamento de saliências ósseas, envolvimentos de bifurcações e depressões de três paredes. Um retalho de incisão única é levantado após injeção local de um anestésico. São removidos os resíduos das bolsas. O retalho é então desbastado a partir do interior; é colocado um cinzel ou um esfregaço de osso contra o osso; o osso é deslocado e o retalho é suturado firmemente no lugar. Coloca-se um penso cirúrgico.

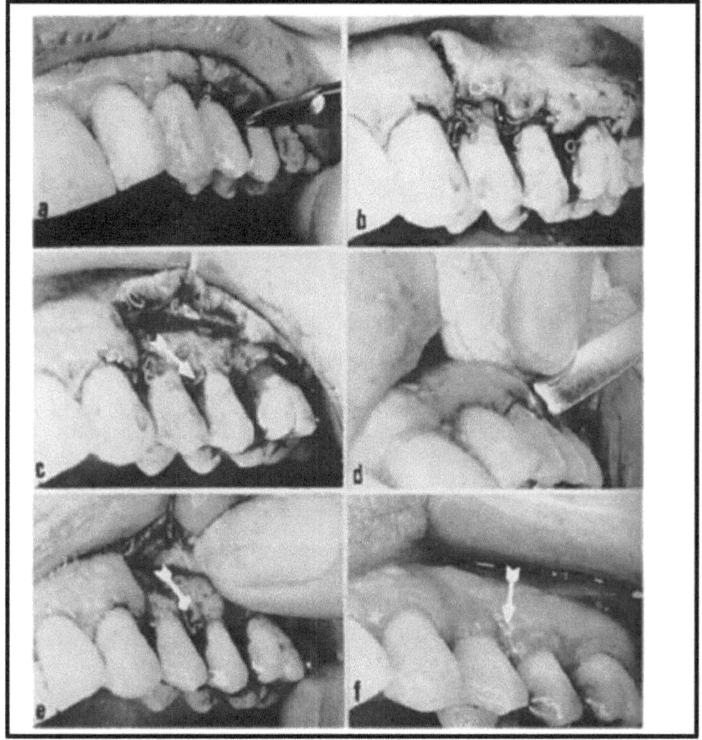

(a) Existem saliências ósseas na região bicúspide, (b) É efectuada uma incisão com retalho para expor o osso

(c) Defeito infra-ósseo de três paredes exposto (seta), (d) Cinzel rombudo maltratado contra o

Osso, (e) Osso encostado à superfície da raiz com o defeito erradicado, (f) área bicúspide cicatrizada Foi descrito um método para reter e enrolar osso autógeno in situ para erradicar defeitos ósseos periodontais. Foram apresentados vários casos para ilustrar as aplicações do método a bolsas intra-ósseas, defeitos interproximais e proeminências ósseas.

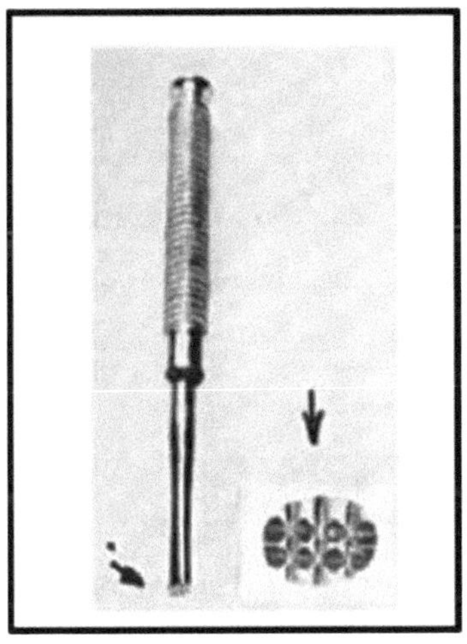

Aparelho de corte ósseo com ponta serrilhada (

seta grande

).

OBTENÇÃO DE ENXERTO DE RAMO-

A exposição e a preparação do local recetor são sempre efectuadas antes da colheita de osso. Isto permite ao médico avaliar completamente o defeito ósseo e colher o osso adequado. Também minimiza o tempo entre a colheita e a colocação do enxerto ósseo. É efectuado um bloqueio do nervo mandibular e é também infiltrado anestésico local ao longo do vestíbulo bucal e do espaço massetérico. A incisão começa no vestíbulo vestibular medialmente à crista oblíqua externa e estende-se anterior e lateralmente à almofada retromolar[71]. O início da incisão no ramo ascendente não superior ao nível do plano oclusal minimiza a possibilidade de cortar a artéria bucal ou expor a almofada de gordura bucal. A incisão continua anteriormente no sulco vestibular dos dentes molares ou na área da crista posterior. Se a mandíbula posterior for o local de receção do enxerto, a incisão deve cortar a mucosa queratinizada na crista da crista residual.

Um retalho mucoperiosteal é elevado do corpo mandibular e o músculo masseter é refletido, expondo o aspeto lateral do ramo. O retalho é elevado superiormente ao longo da crista oblíqua externa com um retractor de ramo entalhado até à base do processo coronoide. Pode ser necessário refletir as fibras da inserção do músculo temporal para obter acesso. Foi desenvolvido um retractor de ramo entalhado modificado que tem uma extensão vestibular para uma melhor retração do retalho durante as osteotomias do enxerto. São efectuadas três osteotomias através do osso cortical externo para colher o enxerto do ramo. Estas são descritas como o corte oblíquo externo, o corte do ramo superior e o corte do corpo anterior. Uma quarta osteotomia de espessura parcial também é feita inferiormente para facilitar a fratura do enxerto cortical da mandíbula. A osteotomia oblíqua externa é iniciada anteriormente ao processo coronoide, num ponto onde se desenvolve uma espessura adequada (7-8 mm). Uma pequena broca de fissura numa peça de mão reta é utilizada para fazer um corte completamente através do córtex exterior ao longo do bordo anterior do ramo. Esta osteotomia é efectuada aproximadamente 3-5 mm medialmente à crista oblíqua externa. Os orifícios-piloto podem ser primeiro perfurados através do córtex ao longo da osteotomia planeada e ligados com a broca ou com a lâmina de serra recíproca. A osteotomia oblíqua externa pode ser prolongada anteriormente no corpo da mandíbula até à parte distal da área do primeiro molar. O comprimento deste corte é determinado pelo tamanho do defeito do local recetor. Normalmente, tem 15 mm de comprimento para defeitos de um único dente e até 40 mm de comprimento para áreas onde serão colocados vários implantes. O corte do ramo superior é efectuado a seguir, começando no ponto superior da osteotomia oblíqua externa.

A osteotomia do ramo superior deve ser perpendicular à crista oblíqua externa e estender-se à face lateral do ramo através do córtex externo. O corte anterior do corpo é efectuado no corpo mandibular, estendendo-se inferiormente a partir da região do segundo ou primeiro molar. O comprimento deste corte depende das necessidades de tamanho do enxerto e da posição do canal alveolar inferior. O corte é progressivamente aprofundado até que o sangramento do osso esponjoso subjacente seja visível para evitar lesões no feixe neurovascular subjacente. A osteotomia inferior de espessura parcial que liga os cortes do ramo superior e do corpo anterior pode ser efectuada com uma broca de carboneto redondo de 3 mm numa peça de mão direita ou com uma serra oscilante. Como o acesso e a visibilidade são limitados ao fazer a osteotomia inferior, é feito um corte mais superficial no córtex apenas para criar uma linha de fratura. Embora este corte inferior esteja idealmente acima do canal mandibular, pode ser efectuado cuidadosamente abaixo do nervo quando as dimensões do enxerto exigirem uma peça de osso maior e o médico tiver mais experiência na obtenção de osso desta região. Um cinzel fino pode ser suavemente malhado ao longo de todo o comprimento da osteotomia oblíqua externa, tendo o cuidado de paralelizar a superfície lateral do ramo, de modo a evitar lesões inadvertidas do nervo alveolar inferior. Um cinzel de cunha mais largo ou um elevador de Potts pode então ser inserido e alavancado para libertar o segmento vestibular e completar a separação do enxerto do ramo. Após a colheita do enxerto, a atenção deve ser imediatamente direccionada para a adaptação do enxerto em bloco ao local recetor. O enxerto pode ser armazenado em solução salina estéril, se necessário. Não deve ser feita qualquer tentativa de colheita de osso esponjoso adicional do local doador. As arestas afiadas à volta do ramo são suavizadas com uma broca ou lima. Pode ser colocado um penso hemostático (colagénio, esponja de gelatina, celulose regenerada oxidada) na área doadora, se necessário. O encerramento do local pode ser concluído após a fixação do enxerto e a sutura do local recetor. A zona dadora é normalmente fechada com uma sutura contínua de fio crómico 3-0.[72]

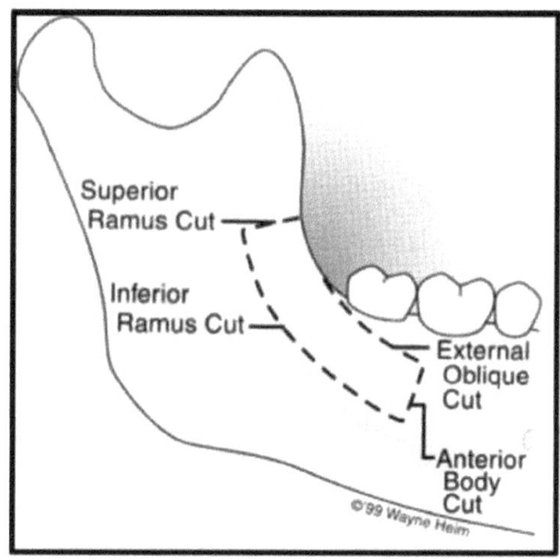

As quatro osteotomias para a extração do osso do ramo.

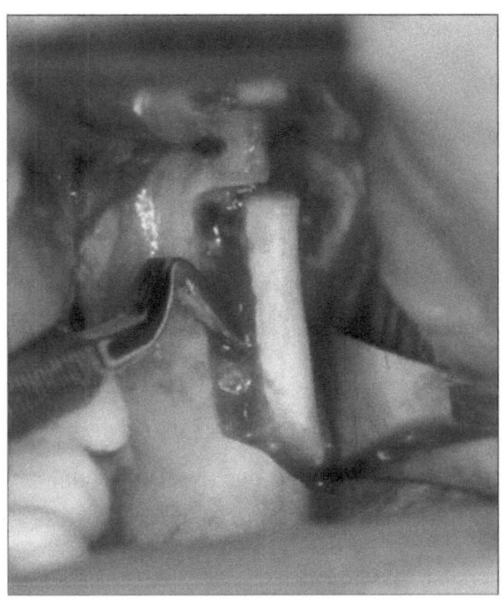

Utiliza-se um elevador de Potts para retirar e fraturar o enxerto do ramo

<u>AQUISIÇÃO DE ENXERTO DE SÍNFISE MANDIBULAR</u>;

Os diagnósticos envolvidos na colheita de osso requerem uma avaliação clínica e radiográfica. Uma radiografia panorâmica é utilizada para localizar o forame mental, a forma e o tamanho dos dentes anteriores e o volume de osso que pode ser retirado[74] . Quatro radiografias periapicais paralelas da região anterior da mandíbula podem contribuir para a avaliação da localização dos ápices radiculares desses dentes. Uma radiografia cefalométrica lateral é utilizada para avaliar a porção apical da dentição, além de obter informações sobre a altura do mento inferior e a visão transversal da sínfise. É importante preparar o local da reconstrução antes de obter o material doador. Isto permite a avaliação da quantidade de material dador necessário e o diagnóstico de quaisquer complicações imprevistas que possam impedir a colheita do enxerto ósseo. São necessários bloqueios bilaterais do nervo mental, juntamente com infiltração local, para anestesia da zona dadora. O desenho do retalho começa com uma incisão mucoperiosteal biselada de espessura parcial a total. A incisão é colocada 10 mm abaixo da junção mucogengival, estendendo-se a partir do aspeto distal de ambos os caninos mandibulares para permitir um acesso adequado e uma adaptação mais fácil do retalho para um encerramento sem tensão. O retalho é elevado e as restantes fibras de tecido conjuntivo aderentes são completamente removidas da superfície óssea com um elevador e um cinzel de ação posterior (JO # 1-3 e RPR 3, Hu-Friedy)[75] . A utilização de algodão de 2 mm x 2 mm

Pode ser utilizada gaze com pressão dos dedos para ajudar na elevação do retalho. O retalho não deve ultrapassar o bordo inferior do queixo para proteger os seus aspectos anterior/inferior e evitar a perda de tónus muscular.

A osteotomia pode ser efectuada com a utilização de trefinas ou brocas finas de carboneto. Todo o corte do osso dador deve ser feito com irrigação abundante e, de preferência, com um coagulador ósseo (Quality Aspirators). Os limites da zona dadora são 5 mm a partir do bordo inferior do queixo, 5 mm a partir do ápice da dentição e 5 mm antes do forame mental. A profundidade do corte depende da espessura do osso cortical: é limitada a alguns milímetros de osso esponjoso, uma vez que os complexos neurovasculares se encontram no interior do osso esponjoso. Recomenda-se vivamente uma colheita mínima de osso esponjoso e que se evite um cuffing profundo, uma vez que a parestesia pós-operatória é o resultado possível de infringir estes limites. A técnica da trefina é recomendada nos casos em que é necessário osso particulado. Quando se utilizam trefinas, recomenda-se o uso de trefinas de 8 e 10 mm na região médio-sagital e de 6 mm nas regiões mais laterais, sobrepondo-se a perfuração das trefinas para facilitar a remoção. O desenho "Audi" é um exemplo de um padrão de quatro cortes de trefina quando é necessária uma extração moderada; consiste em quatro anéis de 8 mm sobrepostos na região média da sínfise. Para necessidades de extração de osso mais longas, o desenho "Olympic invertido" tem oito ou mais saídas: dois anéis separados de 6 mm nos bordos lateral e superior combinados com quatro a cinco anéis sobrepostos de 8 mm na fase médio-sagital. A técnica de corte personalizada utiliza brocas de carboneto finas ou discos de diamante e é recomendada quando são necessários enxertos ósseos monocríticos de formato individual. Todos os cortes devem ser suficientemente profundos para ultrapassar o osso cortical e penetrar vários milímetros no osso esponjoso. Se for utilizado um enxerto monocortical personalizado, recomenda-se que os orifícios necessários para a sua fixação sejam perfurados antes da remoção do local doador. Isto requer um exame pormenorizado do local do defeito para que os pontos de fixação possam ser previstos.

A remoção dos blocos de osso personalizados pode ser um desafio e consumir muito tempo. Recomenda-se a utilização de um martelo e de um cinzel osteótomo (OST JO/8, Hu-Friedy) para refinar o contorno e romper a ligação esponjosa para obter o material dador. Para separar o bloco ósseo do osso esponjoso, a borda superior é cinzelada numa direção inferior e ligeiramente posterior até que um osteótomo divisor possa começar a alavancar ou a soltar o bloco ósseo. Se forem encontradas dificuldades na remoção do bloco ósseo, é importante redefinir os bordos com o cinzel ou a broca/disco, prestando especial atenção aos cantos. A utilização de trefinas com padrões de anéis sobrepostos permite a colheita sem um martelo e cinzel; em vez disso, é utilizada uma cureta Molt n.º 2 (CM2, Hu-Friedy). Isto produz menos trauma para o doente, que normalmente não está sob sedação. No caso de enxertos no queixo, podem ser colhidas pequenas quantidades de osso esponjoso com uma colher de osso (BSJO5, Hu-Friedy), mas deve ter-se em conta que uma intrusão excessiva no osso esponjoso pode levar a um aumento das complicações pós-operatórias e a traumatismos nervosos. Pode ocorrer hemorragia do osso esponjoso a partir de pequenas artérias: pode ser gerida através da aplicação de pressão no osso esponjoso com um instrumento rombo. Uma vez colhido o enxerto ósseo, juntamente com um mínimo de osso esponjoso, a zona dadora pode ser preenchida com um agente hemostático ou com um material de enchimento ósseo reabsorvível, com ou sem uma membrana reabsorvível. Os materiais de enchimento de enxertos ósseos reabsorvíveis são indicados se a zona do queixo tiver de ser utilizada como zona dadora no futuro.

Um volume significativo de osso é colhido com a técnica acima referida, um membro da equipa pode fresar o osso enquanto o cirurgião sutura a zona doadora, e a sutura da zona doadora é realizada com uma técnica de 2 camadas que consiste em suturas internas e externas. Esta técnica permite o fecho do retalho sem tensão e a utilização de material reabsorvível, como o Vicryl. A sutura interna envolvendo o periósteo e as camadas musculares é efectuada com uma técnica de colchão horizontal. A sutura do retalho externo inicia-se com várias suturas horizontais em colchão. Esta técnica promove uma cicatrização rápida e a baixa morbilidade mostra uma cicatrização aos 3 meses de pós-operatório. Geralmente ocorrem hematomas e inchaço no pós-operatório. Os hematomas e o inchaço podem ser controlados através da aplicação de frio, terapia única com esteróides (fosfato de dexametasona 8 mg por via oral) e/ou fita elástica.[76]

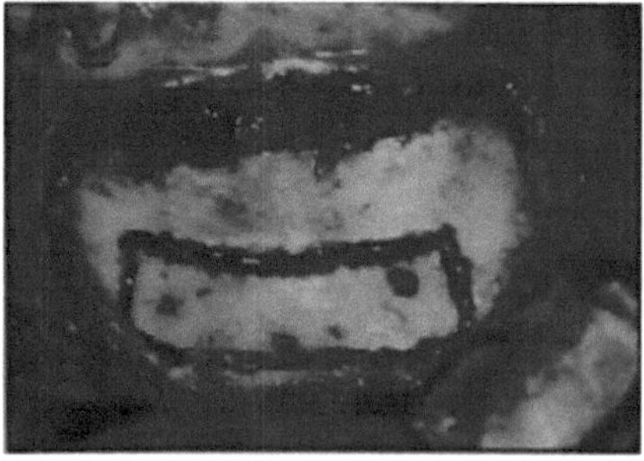

O bloco monocortical é colhido, notando-se que este preto atravessa a linha média da sínfise.

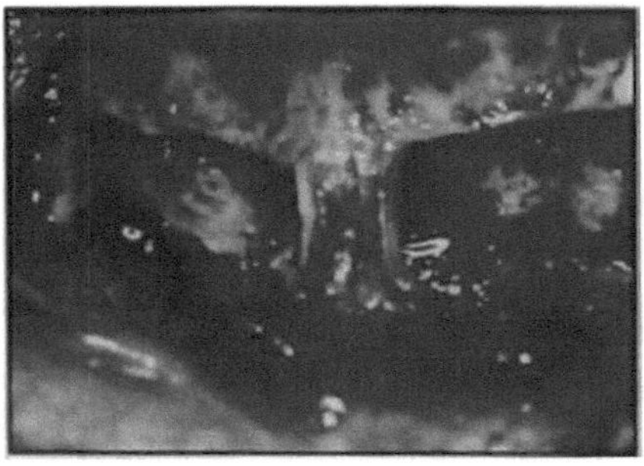

Dois blocos monocorticais são simultaneamente colhidos para a preservação da linha média sinfisária.

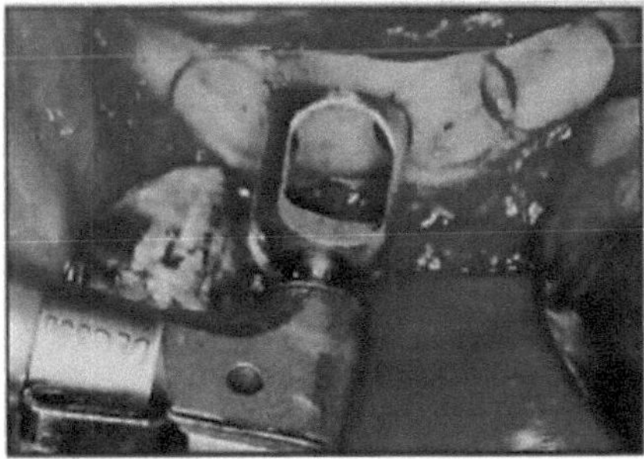

Posição da peça de mão e refração necessária durante a colheita de osso.

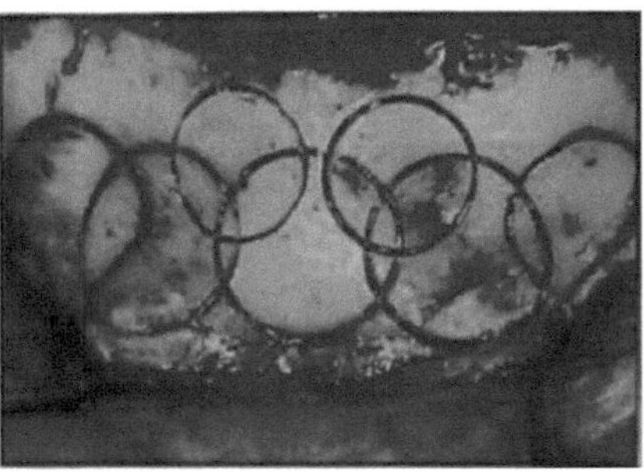

O "desenho olímpico inverso" utiliza um mínimo de 5 trefinas grandes na linha média da sínfise e 2 trefinas mais pequenas nos bordos superior e/ou lateral. Os limites da colheita de osso são apresentados.

<u>OSSO ESPONJOSO EXTRA-ORAL E MEDULA ÓSSEA</u>:

É geralmente aceite que o osso esponjoso extra-oral e a medula óssea oferecem o maior potencial para o crescimento de novo osso, tal como referido por Sotto Santi, (1975). Este material é obtido a partir da crista ilíaca anterior ou posterior por Schallhorn, (1970); Dragoo, (1973)[77] . Os relatórios de Schallhorn sobre a erradicação completa de defeitos de furca e cratera interproximal estimularam o interesse neste material. Subsequentemente, relatos de casos adicionais atestaram a eficácia desta abordagem quando utilizada por diferentes clínicos como Schallhorn et al, (1970)[78] ; para tratar com sucesso furcações, deiscências e defeitos de morfologia óssea variável. A média de preenchimento ósseo clínico de 3,33 mm em 182 defeitos e 4,36 mm em 7 defeitos foi relatada por Froum et al, (1975); Schallhorn et al., (1970).Rosen et al. 2000 observou que eles fornecem um grande potencial osteogénico, sendo capazes de induzir cementogénese, regeneração óssea e reinserção das fibras de Sharpey.[79]

O osso autógeno foi adotado como padrão de ouro porque:

1. O osso de auto-enxerto inclui células que participam na osteogénese,

2. induzir uma reação tecidular sem induzir reacções imunológicas,

3. Existe uma reação inflamatória mínima,

4. se verifica uma rápida revascularização à volta das partículas do enxerto e

Marx 1994 demonstrou que uma potencial libertação de factores de crescimento e de diferenciação sequestrados no interior dos enxertos[80] .

DESVANTAGENS DOS AUTO-ENXERTOS:

1. Existe uma escassez de fornecimento de osso autógeno, especialmente para a reparação de grandes defeitos do esqueleto facial.

2. Para a obtenção de enxertos ósseos autógenos é necessário um local cirúrgico adicional, o que é particularmente prejudicial se a incisão for efectuada numa zona visível do corpo humano.

3. A morbilidade do local de doação ocorre, particularmente quando se obtém um grande enxerto ósseo autógeno de uma área como a anca para a reconstrução craniofacial.

4. As potenciais zonas dadoras são sempre susceptíveis de complicações maiores e menores.

5. O tratamento de um local de colheita pode interferir com o planeamento operatório do doente e com os processos de cicatrização.

6. Por mais cuidadosos que sejam os cirurgiões, a remoção de osso de qualquer local enfraquece o local doador.

7. Pode ocorrer uma disfunção grave devido à remoção do enxerto ósseo da zona dadora.

Cohen et al. 1994 observaram que esses procedimentos também foram associados à reabsorção radicular pós-operatória. Como resultado, os enxertos autógenos podem não ser rotineiramente práticos em casos de periodontite severa envolvendo múltiplos dentes e defeitos severos. A reabsorção radicular e a anquilose em humanos após o transplante de medula ilíaca fresca e osso esponjoso foram relatadas por Drago e Sullivan (1973); Schallhorn e Hiatt (1973).[81]

B. ALLOGRAFT:

Ao longo dos anos, foram estudados vários tipos de enxertos ósseos e continua a procura de um material de substituição óssea ideal. O material de aloenxerto ósseo tem sido utilizado em medicina dentária nas últimas quatro décadas. Os aloenxertos são enxertos ósseos retirados de um indivíduo para serem transplantados para outro. Os aloenxertos ósseos estão a ser amplamente utilizados no campo da medicina dentária[82] , ortopedia[83] e cirurgia craniofacial[84,85] . São geralmente utilizados em duas formas: aloenxerto ósseo liofilizado (FDBA) e aloenxerto ósseo liofilizado desmineralizado (DFDBA). Na cirurgia reconstrutiva craniofacial, o osso autógeno era o material de escolha ideal, apesar das graves deficiências, antes do aparecimento do osso alogénico desmineralizado, que foi aceite como a alternativa mais promissora ao osso autógeno na década de 1900.[86]

O FDBA foi utilizado pela primeira vez na terapia periodontal no início da década de 1970, embora tenha sido utilizado clinicamente na terapia ortopédica desde a década de 1950[83] . O FDBA fornece um suporte osteocondutor para o crescimento ósseo e provoca a reabsorção quando implantado em tecidos mesenquimatosos. O DFDBA foi utilizado pela primeira vez em medicina dentária e em medicina em 1965[84] mas, para o tratamento de defeitos periodontais em seres humanos, foi utilizado pela primeira vez em 1975. O DFDBA também fornece uma superfície osteocondutora, e em

Além disso, também actua como uma fonte de factores osteoindutores. Assim, estimula a migração de células mesenquimais, a fixação e a osteogénese quando implantado em osso bem vascularizado; induz a formação de osso endocondral quando implantado em tecidos que, de outra forma, não formariam osso. O DFDBA contém proteínas morfogénicas ósseas (BMPs), como as BMPs 2, 4 e 7, que ajudam a estimular a osteoindução. Assim, as proteínas retidas de aloenxertos, preparadas comercialmente, têm a capacidade de influenciar o comportamento das células in vivo. As BMPs produzem múltiplos efeitos no osso através de:

(1) que actuam como mitogénios em células mesenquimatosas indiferenciadas e precursores de osteoblastos;

(2) induzir a expressão do fenótipo osteoblástico (por exemplo, aumentar a atividade da fosfatase alcalina nas células ósseas; e

(3) actuando como quimioatractores para células mesenquimatosas e monócitos, bem como ligando-se ao colagénio tipo IV da matriz extracelular. Os estudos determinaram que a quantidade mínima eficaz de BMP necessária para afetar o crescimento ósseo é de cerca de 2 Lig/40 mg de peso húmido dos explantes. A quantidade óptima é de cerca de 10 pg.[85]

Obtenção de aloenxertos:

A utilização de qualquer substituto do tecido autógeno requer a consideração do seu potencial biológico e biomecânico como material de enxerto e a possibilidade de transferência de doenças do dador para o recetor, bem como a presença e importância de respostas imunitárias a antigénios estranhos[86] . Assim, os bancos de ossos acreditados por organizações responsáveis existem com o objetivo de fornecer ao cirurgião tecido ósseo seguro e eficaz, adequado à aplicação clínica pretendida e disponível sempre que necessário. Os objectivos do banco de ossos são a preservação da integridade física do enxerto e da proteína indutora, a redução da sua imunogenicidade e a garantia da esterilidade[87] . O banco de ossos aumentou consideravelmente as opções para o terapeuta periodontal no tratamento de defeitos ósseos graves. Os procedimentos de enxerto ósseo já não estão limitados pelo osso autógeno disponível. A possibilidade de transferência de doenças com aloenxertos ósseos é muito improvável se o material for obtido e processado de acordo com os protocolos do banco de tecidos.

Existem algumas organizações que regulam a aquisição, o processamento e a utilização de aloenxertos:

FDA:

O Centro de Avaliação e Investigação Biológica da FDA (CBER) regula as células, os tecidos e os produtos à base de células humanas ao abrigo da legislação federal, título 21 do Código de Regulamentação Federal dos EUA (CFR), partes 1270 e 1271. A parte 1271 do título 21 do CFR exige que os fabricantes de HCT/P (produtos à base de células e tecidos humanos) registem as suas empresas e produtos no CBER da FDA e cumpram os regulamentos aplicáveis da FDA.

Aatb :

A Associação Americana de Bancos de Tecidos é uma organização independente sem fins lucrativos dedicada a garantir e manter a segurança, consistência e disponibilidade de aloenxertos nos Estados Unidos. Para cumprir esta missão, a AATB publica normas do sector dos bancos de tecidos e oferece uma acreditação rigorosa aos membros institucionais, bem como um programa de certificação para as pessoas que trabalham neste domínio. Ao aceitar a acreditação da AATB, os bancos de tecidos concordam em cumprir as inspecções no local das instalações de processamento, as auditorias anuais e outros vários regulamentos de segurança prescritos pela AATB.

Além disso, ao obterem a acreditação da AATB, os bancos de tecidos ajudam a garantir a sua conformidade com os regulamentos HTC/P da FDA.

A produção de um aloenxerto digno de ser distribuído e implantado requer uma atenção rigorosa aos pormenores ao longo de um processo abrangente. Este processo começa com o rastreio do dador.

Rastreio e teste de dadores:

A história médica/social do dador é analisada para detetar condições médicas ou processos de doença que contra-indiquem a dádiva de tecidos, em conformidade com as políticas e procedimentos actuais aprovados pelos bancos de ossos que cumprem as normas estabelecidas pela FDA. O dador deve ter uma boa saúde sistémica e estar isento de doenças infecciosas com risco potencial de transmissão. As contra-indicações para a dádiva de tecido ósseo incluem:

- Dador de grupos de alto risco, conforme determinado por testes médicos e/ou avaliações de risco comportamental.
- Dadores com resultados positivos no teste ELISA para anticorpos contra o VIH
- A autópsia do dador revela uma doença oculta.
- O osso do dador dá positivo para contaminação bacteriana.
- Teste do dador e do osso positivo para o antigénio de superfície da hepatite B (HBsAg) ou para o vírus da hepatite C (HCV).

São as seguintes as várias etapas da pré-adquisição de aloenxertos ósseos humanos:[89]

- **Notificação da morte do candidato a dador** - Os hospitais ou as morgues notificam as agências de recolha de tecidos da morte de seres humanos.
- **Determinação da elegibilidade do dador inicial** - A agência de recolha de tecidos determina a elegibilidade do dador com base em informações facilmente disponíveis (por exemplo, idade, causa de morte, indícios de infeção, antecedentes de doenças sistémicas, indícios de consumo de

drogas).

- **Consentimento** - Se um potencial dador for considerado aceitável, a agência de recuperação de tecidos obtém e documenta o consentimento dos familiares ou da pessoa que cuida do dador, de acordo com os regulamentos da U.S. Food and Drug Administration e com as leis estaduais de doação anatómica.

- **Envio da equipa de recuperação** - A maioria das agências de recuperação de tecidos utiliza as suas próprias equipas de recuperação para avaliar e obter tecidos de dadores potenciais.

- **Atribuição de um número de rastreio ao potencial dador** - A equipa de recuperação de tecidos enviada atribui um número de rastreio único ao potencial dador.

- **Determinação da elegibilidade do dador adicional** - A equipa de recuperação de tecidos confirma a identidade do dador, analisa os registos médicos, efectua uma avaliação física de corpo inteiro, analisa os prazos críticos e verifica a temperatura de armazenamento do cadáver.

- **Colheita de tecidos** - A equipa de recuperação de tecidos deve obter o tecido no prazo de 12 horas após a morte para cadáveres não refrigerados ou no prazo de 24 horas para cadáveres refrigerados.

- **Autópsia** - Alguns organismos de recolha de tecidos efectuam autópsias a potenciais dadores como procedimento adicional de rastreio.

- **Transporte** - A equipa de recuperação de tecidos transporta o tecido colhido do dador, as amostras de sangue e os registos médicos relevantes para o centro de processamento de tecidos.

Etapas processuais no fabrico e processamento de aloenxertos:[81,82,89]

Os ossos longos são a fonte dos aloenxertos ósseos periodontais. O osso cortical é o material de eleição porque se verificou que é menos antigénico do que o osso esponjoso. As BMP estão localizadas na matriz óssea e, uma vez que a massa da matriz óssea é maior no osso cortical do que no osso esponjoso, uma maior quantidade de BMP está presente no osso cortical[83] . A concentração de BMP é maior no osso cortical do que no esponjoso em quantidades de 1 mg/kg de peso húmido de osso fresco.

- Em primeiro lugar, procede-se à remoção dos tecidos moles para retirar os resíduos musculares, tendinosos, ligamentares, etc.

- O osso cortical é cortado grosseiramente até atingir uma dimensão de partícula que varia entre 500 pm e 5 mm. Esta fragmentação aumenta a eficácia da desengorduramento do osso e da descalcificação subsequente.

- O material de enxerto é depois imerso em álcool etílico a 100% durante 1 hora para remover a gordura que pode inibir a osteogénese e para inativar os vírus. A infecciosidade viral é indetetável no espaço de 1 minuto após o tratamento com álcool etílico a 70%.

- O osso é congelado a -80° C durante 1 a 2 semanas para interromper o processo de degradação e a água do tecido é removida pelo processo de liofilização. Este processo é comummente designado por liofilização. Durante este período, são analisados os resultados das culturas bacterianas, dos testes serológicos e dos ensaios de anticorpos e antigénios directos. Se for detectada contaminação, o osso é descartado ou esterilizado por meios adicionais.

- A liofilização remove mais de 95% do conteúdo de água do osso. Embora a liofilização mate todas as células, tem a vantagem de facilitar o armazenamento a longo prazo e de reduzir a antigenicidade.

- O osso cortical é triturado e peneirado até atingir um tamanho de partícula de aproximadamente 250 a 750 pm.

- Foi demonstrado que as dimensões das partículas dentro desta gama promovem a osteogénese, enquanto que uma dimensão de partícula inferior a 125 pm pode induzir uma resposta significativa de células gigantes de corpo estranho.

- O material de enxerto é novamente imerso em álcool etílico a 100% e lavado repetidamente para remover os produtos químicos utilizados no processamento.
- A descalcificação com ácido clorídrico 0,6 N remove o cálcio da matriz óssea e expõe as proteínas indutoras de osso. Este passo não é necessário se o osso liofilizado não desmineralizado for o produto final desejado, tal como em procedimentos de cirurgia ortopédica e oral em que é necessária estabilidade estrutural.
- O osso é lavado num tampão de fosfato de sódio para remover o ácido residual.
- Se o osso estiver desmineralizado, é liofilizado.
- A selagem a vácuo em recipientes de vidro protege contra a contaminação e a degradação do material, permitindo o armazenamento à temperatura ambiente por um período de tempo indefinido.

Em resultado do processamento de aloenxertos, verifica-se uma redução exponencial do potencial de contaminação do enxerto, de transferência de doenças ou de ambos. Com um processamento adequado, os aloenxertos para fins dentários atingem habitualmente um nível de garantia de esterilidade (SAL) de 10^{-6}.[90] O SAL é a probabilidade de um artigo não ser estéril depois de ter sido submetido a um processo de esterilização validado. Com um SAL de 10^{-6}, as probabilidades de sobrevivência de um organismo após o processamento do aloenxerto são inferiores a uma em 1 milhão. Não é necessário efetuar uma esterilização secundária após a obtenção do osso, uma vez que, normalmente, a maioria dos bancos de ossos obtém o osso em condições estéreis. Mas se o aloenxerto ósseo estiver contaminado no momento da aquisição, tem de ser esterilizado utilizando radiação ionizante ou óxido de etileno.[91]

Após o processamento, o aloenxerto ósseo tem de ser submetido a determinados testes que incluem:

- **Teste de inspeção visual -** A deteção visual é feita para problemas como a contaminação grosseira do enxerto, defeitos de embalagem e rotulagem incorrecta do produto.

- **Teste de humidade residual** - O teste de aloenxertos liofilizados é feito para garantir que a humidade residual é de 6 por cento ou menos.

- **Teste de cálcio residual** - O teste do aloenxerto ósseo liofilizado desmineralizado é efectuado para garantir que o teor de cálcio residual é igual ou inferior a 8%.

<u>ENXERTO ÓSSEO DESMINERALIZADO LIOFILIZADO (DFDBA)</u>:

Numerosas experiências com animais indicam que a desmineralização de um enxerto de osso cortical induz a formação de novo osso e aumenta consideravelmente o seu potencial osteogénico[78,79] . O potencial osteogénico do aloenxerto de osso cortical liofilizado descalcificado foi comparado com osso autógeno e aloenxerto de osso liofilizado em defeitos calvários em cobaias.[92,93] A análise consistiu na captação de radionuclídeos e na histologia. Concluiu-se que, neste sistema modelo, o aloenxerto ósseo liofilizado descalcificado é um material de enxerto de elevado potencial osteogénico, os materiais autógenos são de menor potencial e o aloenxerto ósseo liofilizado é ainda de menor potencial. A taxa de formação óssea com o aloenxerto ósseo liofilizado foi superior à do controlo. Estes estudos sugerem que o aloenxerto ósseo liofilizado descalcificado pode ter aplicações clínicas e pode ser um enxerto superior para aplicações dentárias.

O aloenxerto ósseo liofilizado descalcificado foi implantado em

27 defeitos ósseos periodontais de 11 pacientes. Foram efectuadas medições clínicas dos tecidos moles e medições da altura da crista alveolar e da profundidade do defeito ósseo. Todas as medições foram repetidas aquando de uma reentrada cirúrgica de 6 meses. A média geral de preenchimento ósseo foi de 65%. Os resultados deste estudo piloto indicaram que o aloenxerto ósseo liofilizado descalcificado tem potencial como material de enxerto ósseo periodontal.

Em 11 pacientes, 32 defeitos ósseos foram enxertados com aloenxerto ósseo liofilizado descalcificado e 15 defeitos foram deixados sem enxerto. Cada indivíduo tinha pelo menos 1 local experimental e 1 local de controlo. Os locais tratados com aloenxerto ósseo liofilizado descalcificado apresentaram 65% de preenchimento ósseo, enquanto que os locais não enxertados apresentaram 38%. Além disso, 78% dos locais tratados com enxerto apresentaram >50% ou preenchimento ósseo completo, enquanto que apenas 40% dos locais de controlo apresentaram a mesma quantidade de preenchimento ósseo.[95]

Bowers et al[96] investigaram o papel do aloenxerto ósseo liofilizado descalcificado na formação
de um novo aparelho de fixação. Compararam a cicatrização de defeitos ósseos periodontais com e sem a colocação de aloenxerto ósseo liofilizado descalcificado em humanos. Foram obtidas biopsias aos 6 meses e a regeneração foi avaliada histometricamente. Foram analisados dados de 12 pacientes com 32 defeitos enxertados e 25 não enxertados. Formou-se significativamente mais cemento novo, ligamento periodontal novo e osso novo nos defeitos ósseos enxertados com aloenxerto ósseo liofilizado descalcificado do que nos defeitos não enxertados.

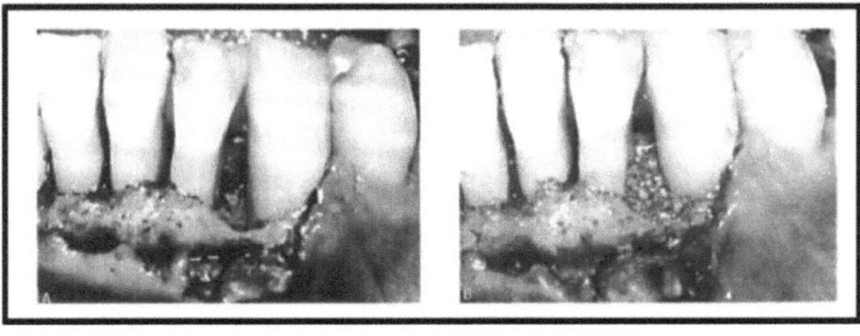

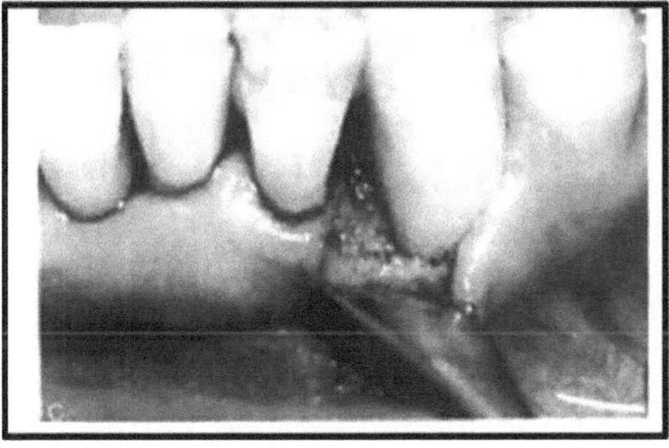

(A) Defeito intraósseo na mesial de uma cúspide mandibular.
(B) Aloenxerto ósseo liofilizado descalcificado implantado no osso
lesão. (C) Reentrada doze meses após a cirurgia mostrando o
preenchimento completo do defeito ósseo.

Rummelhart et al[97] compararam clinicamente o aloenxerto ósseo liofilizado descalcificado com o aloenxerto ósseo liofilizado em 11 defeitos ósseos periodontais emparelhados. Não foi registada qualquer diferença na percentagem de resolução do defeito. Este facto pode ser reflexo da insuficiência de proteínas indutoras presentes numa pequena quantidade de aloenxerto ósseo liofilizado descalcificado para produzir uma diferença visível. Apesar da eficácia comprovada do aloenxerto ósseo liofilizado descalcificado na cicatrização de feridas periodontais, poderá ser necessário adicionar proteínas indutoras aos enxertos de aloenxerto ósseo liofilizado descalcificado para aumentar o seu potencial de cicatrização de feridas. Para testar esta hipótese, o aloenxerto ósseo liofilizado descalcificado mais osteogenina (BMP-3) foi colocado em defeitos ósseos periodontais de humanos. Foram obtidas biopsias aos 6 meses e a regeneração foi medida histomorfometricamente. Os resultados médios indicaram que o aloenxerto ósseo liofilizado descalcificado acrescido de osteogenina melhorou significativamente a regeneração quando comparado com o aloenxerto ósseo liofilizado descalcificado isolado e com outros materiais de enxerto. A adição de factores indutores de osso à matriz óssea desmineralizada ou a outra forma de suporte biológico irá provavelmente tornar-se rotina no tratamento de lesões ósseas periodontais.

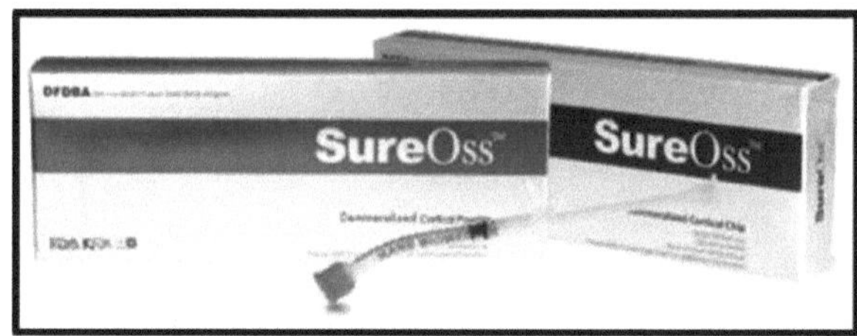

Debate sobre a eficácia do DFDBA:

A eficácia das matrizes ósseas desmineralizadas pode variar consoante a idade e o sexo do dador, o mineral residual, o tamanho das partículas ou o método de preparação. De acordo com Sayler et al[98] . O sucesso e a segurança dos implantes de osso desmineralizado, bem como as diferentes características do produto, incluindo o seu potencial osteoindutor, dependem do processo tecnológico utilizado para os produzir. Estudos examinaram a capacidade do DFDBA comercial para induzir a formação de novo osso in vivo, a fim de avaliar se a ampla variação na resposta clínica se devia a diferenças nas preparações ou a variações na resposta do hospedeiro. Verificou-se que existem grandes variações nas preparações de DFDBA dos bancos de ossos comerciais, incluindo a capacidade de induzir a formação de osso novo, mesmo dentro do mesmo banco. Os bancos de ossos comerciais não verificam a quantidade específica de BMPs ou qualquer nível de capacidade indutiva em qualquer material de enxerto que vendem. Portanto, a qualidade do enxerto não pode ser considerada padronizada. O atraso na obtenção do osso do dador após a morte, condições de armazenamento inadequadas ou outros factores de processamento podem desempenhar um papel significativo na bioatividade do aloenxerto que chega ao consultório do médico. Além disso, a idade, o sexo e o estado clínico dos dadores falecidos também podem afetar a atividade osteogénica dos enxertos deles retirados.

Outra preocupação é o que acontece ao DFDBA quando colocado num defeito periodontal ao longo do tempo. Se as partículas de DFDBA permanecerem no local por mais de um ano, actuando como matriz óssea, podem enfraquecer o osso hospedeiro e atrasar a formação óssea normal, possivelmente interferindo com a capacidade dos osteoclastos para reabsorver as partículas de DFDBA. Quando o DFDBA é utilizado na forma de partículas, o tamanho das partículas também parece ser uma variável importante no sucesso do DFDBA como material indutor de osso. As partículas na gama de 125 a 1000 pm possuem um potencial osteogénico mais elevado do que as partículas com menos de 125 microns. O tamanho ótimo das partículas parece situar-se entre 100 e 300 pm".

Este facto pode dever-se a um efeito combinado da área de superfície e da densidade de empacotamento. As partículas muito pequenas de DFDBA provocam uma resposta dos macrófagos e são rapidamente reabsorvidas com pouca ou nenhuma formação de osso novo. Os bancos de tecidos que fornecem DFDBA para uso dentário têm normalmente este material de enxerto em vários tamanhos de partículas, sendo a gama de 250 a 750 pm a mais frequentemente disponível.

Glowacki e Mulliken desenvolveram a tecnologia de preparação de implantes de osso desmineralizado em forma de pó. O pó proporciona a área de superfície máxima necessária para a interação com as células alvo receptoras, o que estimula a proliferação endocondral. Glowacki e colegas demonstraram que a extensão da indução óssea é função da área de superfície do osso implantado.

Gendler introduziu microperfurações no osso desmineralizado, que, de acordo com a sua experiência de longo prazo, são centros de formação de novo osso. Ele assumiu que o mecanismo de osteoindução do osso perfurado desmineralizado é semelhante ao descrito para outras formas de matriz óssea desmineralizada, embora as microperfurações, na sua opinião, aumentem a osteoindução. Assim, a presença de microperfurações no aloenxerto de osso desmineralizado também afecta o potencial osteogénico do enxerto.[100]

Alguns investigadores sugerem que a irradiação interfere com a osteoindução. Outros sugerem que a dose de radiação (2,5 Mrad) utilizada pela maioria dos bancos de tecidos para a esterilização de tecido ósseo não destrói as propriedades de indução óssea dos aloenxertos. Assim, o processamento da esterilização pode ser um fator importante para a variabilidade das propriedades osteoindutoras do DFDBA. Assim, poderão ser obtidos resultados mais previsíveis com aloenxertos se os bancos de ossos normalizarem o material de enxerto, instituindo normas rigorosas sobre as fontes e os prazos associados à aquisição de enxertos e desenvolvendo uma forma de testar rapidamente a capacidade indutiva de qualquer material de enxerto que forneçam.[92]

ENXERTO ÓSSEO LIOFILIZADO MINERALIZADO:

O aloenxerto ósseo liofilizado cortical mineralizado foi introduzido na terapia periodontal em
1976 e é o único material de enxerto ósseo dentário que foi extensivamente testado no terreno para o tratamento da periodontite em adultos[101]. Oitenta e nove clínicos implantaram um total de 997 defeitos ósseos periodontais apenas com aloenxerto ósseo liofilizado e 524 defeitos com aloenxerto ósseo liofilizado mais osso autógeno. A reentrada cirúrgica e a avaliação radiográfica 1 ano após a cirurgia foram recolhidas para avaliar a previsibilidade em 329 locais tratados com aloenxerto ósseo liofilizado e 176 locais com aloenxerto ósseo liofilizado mais osso autógeno. Obteve-se um preenchimento ósseo completo ou >50% em 220 (67%) locais tratados com aloenxerto ósseo liofilizado e 137 (78%) locais tratados com aloenxerto ósseo liofilizado mais osso autógeno. Concluiu-se que o enxerto com aloenxerto ósseo liofilizado isolado ou em combinação com osso autógeno tem potencial no tratamento de defeitos ósseos periodontais. A utilização do enxerto compósito melhorou significativamente os resultados, especialmente em defeitos de furca de dentes multirradiculares[101].

Altiere et al[102] investigaram o aloenxerto ósseo liofilizado esterilizado com 3 megarad de irradiação gama. Quando comparado com o procedimento de controlo sem enxerto em 10 locais emparelhados, tanto os locais com enxerto como sem enxerto apresentaram >50% de preenchimento ósseo em 60% dos defeitos tratados.

Um enxerto composto de aloenxerto ósseo liofilizado e tetraciclina numa proporção de volume de 4:1 mostrou-se promissor no tratamento dos defeitos ósseos associados à periodontite juvenil localizada. Foi demonstrado um preenchimento ósseo significativamente maior e a resolução de defeitos com o composto de aloenxerto ósseo liofilizado/tetraciclina quando comparado com o aloenxerto ósseo liofilizado.

isoladamente e o controlo sem enxerto[103] . Vinte pacientes com defeitos ósseos periodontais múltiplos e profundos participaram num estudo para determinar se os anticorpos anti-HLA específicos do dador podiam ser detectados contra aloenxertos ósseos liofilizados. Todo o osso foi obtido de 1 dador de tipo de tecido HLA conhecido. Nenhum recetor do aloenxerto ósseo liofilizado tinha anticorpos pré-existentes contra o aloenxerto ósseo liofilizado. As amostras de soro foram testadas quanto à presença de anticorpos anti-HLA utilizando um ensaio de microcitotoxicidade modificado por Amos. Todos os enxertos de aloenxertos ósseos liofilizados foram considerados clinicamente bem-sucedidos. Não foi observada qualquer reação adversa. A partir destes estudos, concluiu-se que os enxertos ósseos periodontais de aloenxerto ósseo liofilizado têm uma antigenicidade marcadamente reduzida[104] .

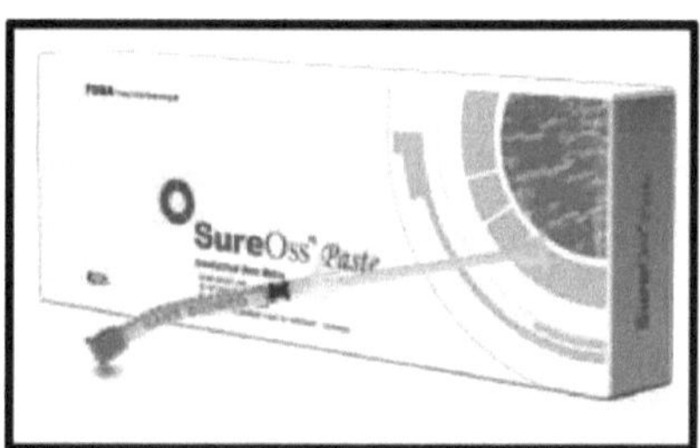

<u>OSSO ESPONJOSO ILÍACO CONGELADO E MEDULA ÓSSEA</u>:

A medula óssea esponjosa ilíaca obtida de cadáveres "vivos" e armazenada criogenicamente demonstrou um potencial semelhante ao dos auto-enxertos ilíacos para corrigir defeitos ósseos, de furca e de crista em receptores adequadamente cruzados. Excluindo a tipagem de tecidos e a disponibilidade de material em banco, a técnica é idêntica à descrita para autoenxertos ilíacos armazenados[106].

No entanto, a criação de um banco de material ilíaco congelado isento de agentes patogénicos e com vários perfis de HLA e tipos de grupos sanguíneos pode colocar problemas logísticos. Além disso, a tipagem de tecidos e de grupos sanguíneos de potenciais receptores requer apoio laboratorial que se encontra principalmente em hospitais ou centros médicos envolvidos na terapia de transplante de órgãos. Sequelas teóricas, como a sensibilização dos receptores para futuras terapias de transplante ou a transmissão de entidades de doenças não reconhecidas, diminuem as vantagens potenciais desta abordagem. Embora estas preocupações possam ter um significado mais académico do que prático, é necessário continuar a investigação para fundamentar ou negar estas considerações[107].

<u>VANTAGENS</u>:

1. Material adequado para enxertos extensos
2. Elevado potencial de indução
3. Ausência de traumatismos no doente para o material de enxerto proveniente de um banco de ossos.

LIMITAÇÕES:

1. Possibilidade de transmissão de doenças. No entanto, devem ser utilizadas várias medidas de proteção para minimizar ou anular este potencial.

2. Possível sensibilização a outros agentes patogénicos humanos. A avaliação de mais de 300 pacientes em que foram utilizados aloenxertos humanos viáveis para enxertos periodontais foi negativa para a produção de anticorpos citotóxicos, ou seja, apenas os pacientes com anticorpos pré-formados antes da colocação dos enxertos demonstraram resultados positivos

3. A necessidade de testes laboratoriais, de tipagem de grupos sanguíneos e de histotipagem para a compatibilidade cruzada e subsequente teste de citotoxicidade dos receptores parece aconselhável nesta altura.

4. Disponibilidade de bancos com perfis antigénicos suficientes para efetuar cruzamentos satisfatórios.

PREVISIBILIDADE:

Um relatório de 194 aloenxertos ilíacos humanos demonstrou um aumento médio da altura óssea de 3,62 mm em defeitos intra-ósseos e de 2,06 mm em lesões da crista. Relatos de casos também demonstraram preenchimento em defeitos de furca. A taxa de sucesso relativo para várias lesões não foi comunicada nem comparada com locais de controlo sem enxerto.

ACHADOS HISTOLÓGICOS:

Existem provas histológicas disponíveis em seres humanos que demonstram a regeneração de um aparelho de fixação funcionalmente orientado. Verificou-se que ocorre a substituição dos elementos da medula por tecido de granulação, seguida da incorporação de osso esponjoso. Este é subsequentemente remodelado, permitindo a substituição total do enxerto.

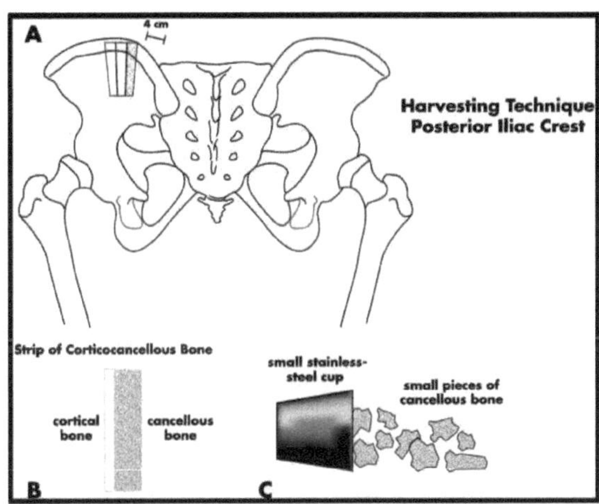

<u>Segurança dos aloenxertos ósseos:</u>

Existem duas grandes preocupações relativamente à utilização de aloenxertos ósseos: **A antigenicidade e o risco de transmissão de doenças.**

<u>ANTIGENICIDADE:</u>

A preocupação com a antigenicidade do material do dador surge com qualquer procedimento dentário/médico que utilize tecidos derivados de dadores humanos. As Actas do Workshop 1 sobre o Estado da Arte, realizado em 1982, referem que "uma das principais preocupações com os aloenxertos é o problema da rejeição do enxerto". Nos seres humanos, o cromossoma 6 contém o complexo principal de histocompatibilidade

(MHC), que codifica os antigénios de linfócitos humanos (HLA). Estes antigénios são expressos na superfície celular de quase todas as células nucleadas do corpo e representam o estímulo primário para a rejeição de tecidos transplantados quando ocorrem incompatibilidades HLA entre o dador e o recetor. A deteção da formação de anticorpos anti-HLA específicos do dador num doente que recebe aloenxertos é uma medida importante da imunogenicidade clínica do respetivo material de enxerto.[108]

Uma comparação entre enxertos ósseos e transplantes de órgãos inteiros revela diferenças fundamentais nos resultados clínicos desejados. Durante a cicatrização do aloenxerto, a revascularização e a atividade osteoclástica resultariam idealmente na eventual substituição do aloenxerto por osso do hospedeiro, eliminando o defeito original. Se esta revascularização e substituição fossem observadas noutro transplante de órgão de tecido, seria análoga à rejeição clássica do enxerto. Portanto, o conceito popular de "rejeição de enxerto" pode não se aplicar aos aloenxertos periodontais[109] .

Além disso, com o processamento de tecidos, ocorre a morte celular, quer seja realizada após a colheita asséptica ou durante a esterilização terminal, a magnitude de uma possível reação imunitária é consideravelmente diminuída.

Risco de transmissão de doenças associado à utilização de aloenxertos: O potencial para a transferência de doenças, particularmente a transmissão viral e ainda mais particularmente o VIH, é um fator crucial associado à utilização de aloenxertos ósseos. O primeiro caso de transmissão do VIH através de osso alogénico foi relatado em 1988[109] . Uma amostra de cabeça femoral de um homem de 52 anos foi ressecada como parte de uma artroplastia de quadril e implantada no recetor 24 dias após a sua obtenção em novembro de 1984. O recetor desenvolveu linfadenopatia, diarreia, náuseas e vómitos, e suores noturnos nos 21 dias seguintes à cirurgia. Em fevereiro de 1988, foi submetida a um teste que deu positivo para o anticorpo HIV. Este caso de transmissão do VIH representa a violação dos princípios básicos na manipulação de tecidos alogénicos. O registo médico da dadora revelava antecedentes de consumo de drogas por via intravenosa, bem como antecedentes de biopsia de gânglios linfáticos, cujos resultados sugeriam a existência de infeção por VIH, representando assim critérios significativos de exclusão de dadores. O segundo elemento de preocupação é o banco de ossos do hospital que processou o tecido. De facto, existem muitos destes "bancos de ossos", mas, ao contrário dos bancos de tecidos genuínos

os bancos de tecidos podem não estar acreditados pela AATB e, por conseguinte, não estão sujeitos ao mesmo controlo de qualidade que existe nos bancos de tecidos acreditados por organizações responsáveis[110] .

O método mais frequentemente utilizado para assegurar a esterilidade do enxerto é a irradiação, devido à crença de que a irradiação impedirá a transmissão do VIH, fazendo assim com que valha a pena trocar a segurança pela perda de osteoindução e alteração das propriedades biomecânicas do osso[111] . No entanto, um estudo realizado por Smith et al. mostrou que, mesmo em doses em que a qualidade do tecido começa a ser comprometida (1,5-2,5 Mrads), a irradiação não foi virucida para o VIH tipo 1. Apesar de terem sido relatados quatro casos de VIH até 1996 após procedimentos que utilizaram aloenxertos ósseos congelados, deve ser enfatizado que os aloenxertos congelados e frescos não estão normalmente a ser utilizados na terapia periodontal. O atraso necessário para processar o DFDBA e o FDBA assegura que existe tempo suficiente para testar potenciais agentes patogénicos, ajudando a garantir a segurança destes materiais. Além disso, os bancos de tecidos adoptaram técnicas de exclusão rigorosas, testes para o antigénio do VIH, anticorpos contra o VIH e biópsia de gânglios linfáticos, a fim de reduzir este risco potencial. Além disso, o simples congelamento de aloenxertos ósseos reduz o risco de transferência de doenças para 1 em 8 milhões.[112]

Verificou-se que o tratamento de osso cadavérico com partículas virais e de osso cortical obtido de um dador que tinha morrido de SIDA com um agente viricida e a desmineralização em ácido clorídrico inactivaram o VIH em ambos os casos. A probabilidade de transferência do VIH após uma preparação adequada de DFDBA foi calculada em 1 em 2,8 mil milhões. Assim, o DFDBA oferece uma margem adicional de fiabilidade em relação ao FDBA num ambiente de consumo altamente carregado de preocupações com possíveis contaminantes virais[113] .

Rastreio de aloenxertos ósseos humanos:

Os regulamentos da FDA exigem que os aloenxertos ósseos humanos sejam monitorizados para que os bancos de tecidos e os médicos possam notificar os receptores em caso de recolha de produtos. A parte 1271.290 do Título 21 do CFR aborda protocolos de rastreio de aloenxertos ósseos humanos para facilitar a investigação de transmissão real ou suspeita de doenças transmissíveis. De acordo com este regulamento, as instalações de processamento de HCT/P devem rotular cada HCT/P fabricado com um código de identificação alfanumérico único que não contenha o nome do dador ou o número da Segurança Social. Este código permite a cada fabricante registar e rastrear o enxerto do dador até ao recetor e vice-versa. A maioria dos bancos de tecidos fornece um formulário de rastreio com franquia postal pré-paga e auto-endereçada com cada aloenxerto ósseo humano.[114]

Estes formulários são constituídos por cópias em triplicado: uma para o registo do doente, uma para o registo do médico e uma para o banco de tecidos. Na eventualidade de uma recolha de HCT/P, os bancos de tecidos consultam estes registos para notificar os médicos que utilizaram os produtos em questão. Os médicos que utilizaram aloenxertos retirados da circulação devem notificar imediatamente os doentes receptores e testá-los para detetar a presença de agentes patogénicos suspeitos durante um período mínimo de 6 meses após a implantação do produto.[115]

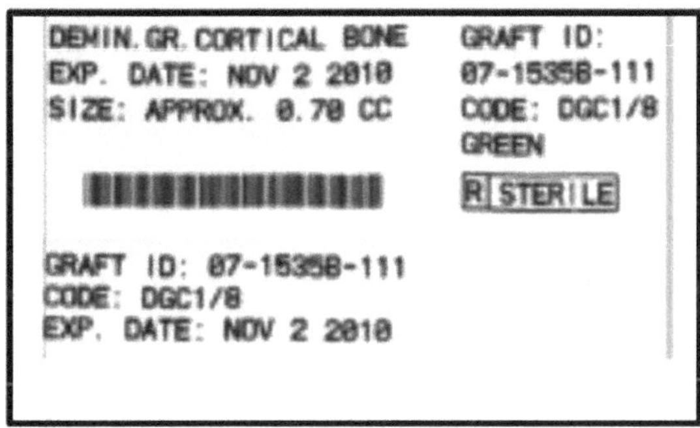

Amostra de rótulo de uma embalagem de aloenxerto ósseo humano

Os produtos disponíveis no mercado são

A.Grafton® DBM (Osteotech, Inc. American Association ofTissue Banks), B.Grafton Plus® DBM Paste (Osteotech, Inc. American Association of Tissue Banks), C.Osseograft (Advanced Biotech Products (P) Ltd. Índia, D.Accell ConnexusTM (tecnologia Accell® + partículas de DBM + meio de fase inversa para um manuseamento ótimo) (IsoTis Orthobiologics/GenSci Regeneration Technologies), etc.

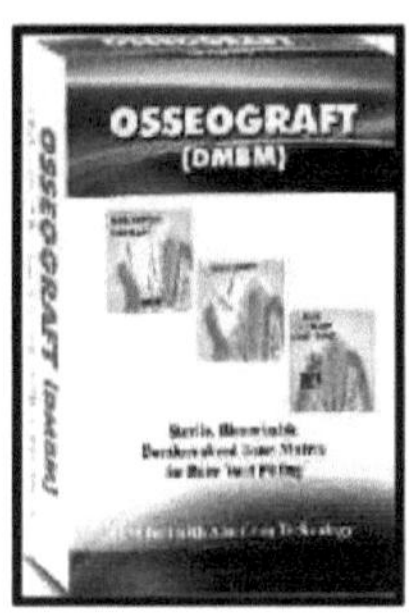

Osseograft (Advanced Biotech Products (P

<u>XENOGRAFIAS</u>:

Um xenoenxerto é um enxerto retirado de outra espécie (AAP 2001). Atualmente, existem dois xenoenxertos disponíveis utilizados como enxertos de substituição óssea em periodontia: osso bovino e coral natural. Ambas as fontes, através de diferentes técnicas de processamento, fornecem produtos que são biocompatíveis e estruturalmente semelhantes ao osso humano. Os xenoenxertos são osteocondutores, estão prontamente disponíveis e não apresentam riscos de transmissão de doenças. Na Grã-Bretanha, foi levantada uma questão com a descoberta da encefalopatia espongiforme do osso bovino.[116]

<u>XENOENXERTO DERIVADO DE OSSO ANORGÂNICO</u>: (BDX)

O Bio-Oss é um xenoenxerto ósseo bovino purificado (BDX). A sua matriz cristalina de apatite mineralizada de carbonato de cálcio é obtida através de um processo de extração química a baixa temperatura (300° C). O processo de extração remove todos os componentes orgânicos, mantendo a porosidade, o tamanho e a arquitetura trabecular exactos do osso. Isto é diferente do Osteograft, que utiliza um processo de extração química a alta temperatura

(1.100 oc), fundindo os cristalitos ósseos e produzindo uma grande morfologia cristalina não homogénea com porosidade e área de superfície reduzidas (GROSS 1997). O colagénio Bio-Oss é idêntico ao Bio-Oss, exceto no que se refere à adição de 10% de colagénio procina purificado. O Nu Oss (ACE SURGICAL SUPPLY, MASSACHUSETS) é quase idêntico ao Bio-Oss na estrutura física e química[117].

Periodontalmente, o Bio-Oss tem sido utilizado como material de enxerto coberto com uma membrana reabsorvível (Bio-Guide). A membrana impede a migração de fibroblastos e tecido conjuntivo para os poros e entre os grânulos do enxerto. Os estudos histológicos desta técnica demonstraram uma regeneração óssea significativa e a formação de cemento.[118]

O BDX tem várias características e vantagens quando comparado com o osso desmineralizado liofilizado[119] :

1. Não é necessária uma zona dadora por parte dos doentes;

2. Estão disponíveis fornecimentos ilimitados do material;

3. O material é facilmente manuseado e utilizado como liofilizado desmineralizado

osso

<u>Enxerto de substituição óssea derivado de bovino;</u>

O osso bovino disponível no mercado é processado para produzir mineral ósseo natural, sem o componente orgânico. Uma suposta vantagem deste produto como substituto ósseo é o facto de ser natural, na medida em que pode fornecer componentes estruturais semelhantes aos do osso humano, melhorando a sua capacidade ostcocondutiva em comparação com a do mineral derivado sinteticamente (Aichelmann-ReidyandYukna, 1998; Nasreta!., 1999).[111,112]

O osso bovino inorgânico é um esqueleto de hidroxiapatite (HA), que mantém uma estrutura altamente porosa semelhante ao osso esponjoso Garcho, 1981)[113] após extração química ou a baixa temperatura do componente orgânico. Historicamente, os xenoenxertos bovinos falharam devido a rejeição (Melcher e Dent, 1962), provavelmente porque os materiais anteriores utilizavam extração química com detergente que deixava proteínas residuais e, por conseguinte, produzia reacções adversas e resultados clinicamente inaceitáveis (Emmings, 1974; Aichclmann-Reidy e Yukna, 1998; Nasr et a!., 1999). A hidroxiapatite derivada de bovinos atualmente disponível é desproteinada, mas mantém a sua estrutura microporosa natural e suporta a reabsorção mediada por células (Oarcho, 1981; Nasr eta!., 1999)[114] , o que se torna importante se o produto for substituído por osso novo. Estão atualmente disponíveis dois produtos:

Osteograf/N (CeralMed Dental, LLC, Lake-wood, CO) e Bio- Oss (Oseohcalth Co., Shirley, NY). Ambos foram referidos como tendo uma boa aceitação dos tecidos com propriedades osteotróficas naturais (Callan e Rohrer, 1993; Cohen eta!., 1994). Histologicamente, não foi encontrado qualquer tecido fibroso ou espaço entre a hidroxiapatite e o osso recém-formado (Callan e Rohrer, 1993)[115] .

Os substitutos ósseos de HA derivada de bovinos aumentam a área de superfície disponível que pode atuar como um suporte osteocondutor devido à sua porosidade. Este conteúdo mineral de HA é comparável ao do osso, permitindo-lhe tornar-se bem vascularizado e integrar-se no novo osso hospedeiro. Foi demonstrado um ganho estatisticamente significativo de fixação clínica e uma redução da profundidade de sondagem quando o osso bovino foi comparado com um controlo sem enxerto para o tratamento de defeitos ósseos verticais humanos. Quando comparado com o aloenxerto ósseo desmineralizado liofilizado (DFDBA), foram obtidas quantidades semelhantes de redução da profundidade de sondagem, ganho do nível de inserção clínica, preenchimento ósseo e resolução do defeito (Richardson el a/., 1999). Estudos histológicos humanos de osso bovino em defeitos infra-ósseos demonstraram que quantidades substanciais de osso novo, cemento e ligamento periodontal.[116]

PepGen P-15™ é hidroxiapatite derivada de bovinos que contém P-15, um péptido sintético de cadeia curta da sequência de 15 aminoácidos do colagénio de tipo I que está exclusivamente envolvido na ligação de células, particularmente fibroblastos e osteoblastos. Foi demonstrado que a combinação de P-15 com osso bovino aumenta a fixação das células (Seyedin, 1989; Bhatnagar el a!..,

1997; Bhatnagar eta/., 1999) e para promover a fixação de fibroblastos do ligamento periodontal ao osso bovino.[117]

Um estudo clínico multicêntrico de reentrada em humanos demonstrou que a utilização do péptido sintético de ligação celular P-15 combinado com hidroxiapatite inorgânica derivada de bovino produz melhores resultados clínicos do que o DFDBA ou o desbridamento aberto no tratamento de defeitos periodontais humanos (Yukna eta!., 1998; Yukna et a/., 2000; Radhakrishnan e Anusuya, 2004; Vastardis et a!., 2005; Bhongade e Tiwari, 2007).[118]

Os enxertos de substituição óssea derivados de bovinos disponíveis no mercado são a.Bio-Oss® (Osteohealth Co., Shirley, NY), b.Bio-Oss Collagen® (Osteohealth Co., Shirley, NY), c.OsteoGraf/N® (CeraMed Dental, LLC, Lakewood, CO) e d.PepGen P-15® (Dentsply Friadent, Mannheim, Alemanha

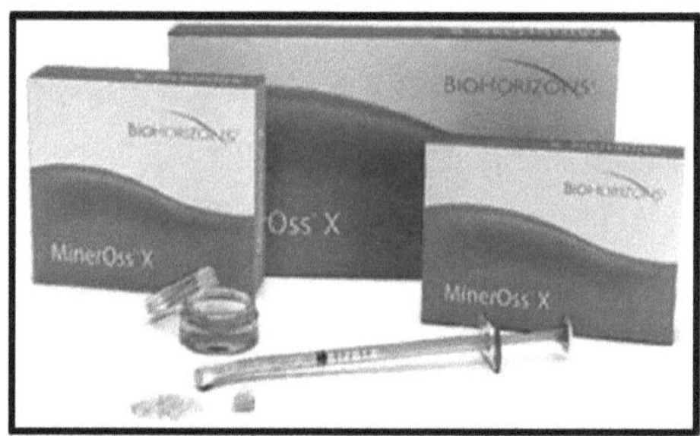

CARBONATO DE CÁLCIO CORALINO:

O carbonato de cálcio coralino é obtido a partir de corais naturais, género Porites, e é composto principalmente por aragonite (>98% de carbonato de cálcio). Tem um tamanho de poro de 100 a 200 pm, que é semelhante ao presente no osso esponjoso. A porosidade relativamente elevada de -45% proporciona uma grande área de superfície para reabsorção do enxerto e substituição por osso novo. O carbonato de cálcio é reabsorvível in vivo, ao contrário da HA, que também pode ser derivada do mesmo coral por conversão térmica. O carbonato de cálcio não requer a transformação da superfície em carbonato, como acontece com outros materiais de enxerto, para induzir a formação óssea; por conseguinte, pode potencialmente iniciar rapidamente a deposição de novo osso. O carbonato de cálcio coralino também demonstrou ter uma elevada osteocondutividade e não sofre encapsulamento fibroso. O carbonato de cálcio coralino foi associado a um ganho significativo na fixação clínica do ligamento periodontal (PDL), redução das profundidades de sondagem e maior preenchimento de defeitos em aplicações de regeneração periodontal.[119]

O Bicoral (Inoteb, Saint Gonncry, França) é um carbonato de cálcio obtido a partir de corais naturais e é composto principalmente por aragonite (> 98% de carbonato de cálcio). É biocompatível e reabsorvível com um tamanho de poro de 100 a 200 pm, semelhante à porosidade do osso esponjoso (Guillemin eta!., 1987; Aichelmann-Reidy e Yukna, 1998; Nasr et al/., 1999). A sua porosidade proporciona uma grande área de superfície para reabsorção e substituição por osso. Não requer a transformação da superfície numa fase de carbonato, como acontece com outros substitutos ósseos, para iniciar a formação óssea, pelo que deverá iniciar mais rapidamente a formação óssea. Tem um elevado potencial de osteocondutividade, uma vez que não foi registado qualquer encapsulamento fibroso. Quando comparado com outros substitutos ósseos, o carbonato de cálcio coralino produz resultados comparáveis. Foram registados ganhos significativos no nível de fixação clínica, redução da profundidade de sondagem e preenchimento de defeitos.[120]

A hidroxiapatite porosa (lnterpore 200, Irvine, CA) é obtida através da conversão hidrotérmica do exoesqueleto de carbonato de cálcio do coral natural em hidroxiapatite de fosfato de cálcio. Tem um tamanho de poro de 190 a 200 pm, o que permite o crescimento de osso nos poros e dentro da própria lesão. Foram registados casos clínicos de preenchimento de defeitos, redução da profundidade de sondagem e aumento da fixação[121]

A hidroxiapatite coralina (CHA), que foi desenvolvida na década de 1970, continua a ser uma opção viável para o tratamento de defeitos ósseos. A CHA é produzida por conversão hidrotérmica a partir do exoesqueleto de carbonato de cálcio da calcite dos corais marinhos e demonstrou ser eficaz como suporte para a formação de osso condutor. Testes in vitro mostraram que a estrutura porosa do CHA promove a proliferação e diferenciação de células estaminais mesenquimais humanas (hMSCs). As dimensões únicas dos poros e a estrutura porosa dos corais são também utilizadas para formar biomateriais compósitos. O CHA é amplamente utilizado clinicamente como substituto ósseo em várias situações. No entanto, as formas comercialmente disponíveis de CHA que são atualmente aplicadas clinicamente são formadas pela conversão completa do carbonato de cálcio em hidroxiapatite pura. Este procedimento aumenta a durabilidade do CHA, uma vez que a hidroxiapatite resultante é lenta a degradar-se. No entanto, o CHA é frágil e quebradiço e é melhor considerado para utilização como um suporte temporário para a formação de osso condutor, antes da remodelação e substituição por tecido ósseo natural.[122]

É bem conhecido o facto de o carbonato de cálcio, o componente natural do coral, ser mais solúvel do que a hidroxiapatite. Através da conversão controlada da proporção de carbonato de cálcio no coral em hidroxiapatite, a taxa de biodegradação da composição resultante de hidroxiapatite coralina/carbonato de cálcio (CHACC) pode ser modificada.[123]

Klawitter e Hulbert[124] foram os pioneiros dos estudos que indicaram que é necessário um tamanho mínimo de poro de 45-100pm para o crescimento do osso em cerâmica porosa. Os poros de tamanho

100-150pm permitem um crescimento mais rápido do tecido fibrovascular. A HA coralina utiliza a estrutura altamente regular e permeável geneticamente determinada dos corais marinhos (espécies porites e goniopora) que se assemelha muito à do osso esponjoso.

O processo de replamina envolve o processamento do coral de carbonato de cálcio para remover a maior parte da sua matéria orgânica. Em seguida, é submetido a uma pressão e calor extremos numa solução aquosa de fosfato. Isto converte o esqueleto de coral de carbonato de cálcio inteiramente em fosfato de cálcio (HA), bem como o esteriliza ao mesmo tempo.

Mecanicamente, a HA coralina tem uma resistência à compressão apenas ligeiramente superior à do osso esponjoso. Tal como as outras preparações de HA, é fraco em tensão, frágil e difícil de moldar. A sua principal vantagem é o facto de a sua estrutura interporosa permitir o crescimento completo de tecido fibro-ósseo. 50-80% dos espaços vazios são preenchidos no prazo de 3 meses. Quando o crescimento do tecido fibro-ósseo está completo, o implante é constituído por aproximadamente 17% de osso, 43% de tecido mole e 40% de HA residual.[125]

Os estudos sobre outros substitutos de enxertos ósseos cerâmicos limitaram a invasão óssea a aproximadamente 2 mm. O HA coralino não causa uma proteção significativa contra o stress e permite a remodelação de acordo com a Lei de Wolff, de tal forma que se encontra um gradiente de osso mais compacto nas corticais e mais osso trabecular perto da metáfise. Inicialmente, o AH coralino não possui a resistência do osso trabecular nem as propriedades plásticas, uma vez que não possui uma matriz de colagénio; mas com a conclusão do crescimento fibro-ósseo, o AH coralino torna-se mais forte, mas é menos rígido do que o osso esponjoso. Trata-se de uma propriedade desejável para os defeitos metafisários, uma vez que proporciona um suporte estrutural com uma boa distribuição da carga, diminuindo assim a probabilidade de concentração de tensões na cartilagem articular que se encontra sobreposta.[126]

A HA coralina tem sido utilizada com sucesso em aplicações sem suporte de peso, como maxilofacial, aumento periodontal e fracturas radiais distais. A sua utilização em defeitos metafisários que suportam peso (fracturas do planalto tibial) também foi bem sucedida, mas devido à sua fraqueza mecânica inicial, tem de ser suportada por fixação interna até à conclusão do crescimento fibro-ósseo. Outras utilizações clínicas incluem a expansão do enxerto ósseo em fusões da coluna vertebral e restaurações orbitais.[127]

Produto disponível no mercado:

a.Biocoral (Inoteb, Saint Gonnery, França)

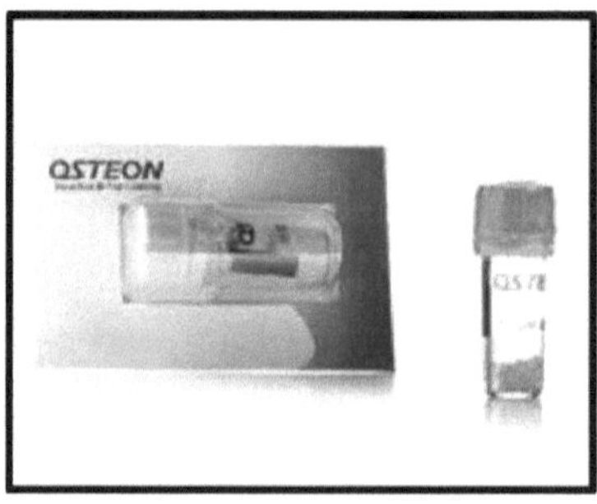

DESENVOLVIMENTO DE ENXERTOS SINTÉTICOS:

Um material sintético inorgânico parece preencher os critérios para um material de enxerto ideal. Foram utilizados vários materiais aloplásticos para implantes numa tentativa de melhorar as condições clínicas e regenerar o osso em defeitos infra-ósseos periodontais. Os materiais mais bem sucedidos têm sido as cerâmicas, quer do tipo bio-reabsorvível quer do tipo não-reabsorvível. Os primeiros estudos que utilizaram materiais de fosfato de cálcio centraram-se no princípio de que a libertação local de iões de cálcio estimularia a formação óssea no local. Estes primeiros estudos com pós de cálcio solúveis produziram resultados equívocos e levaram a estudos posteriores com fosfato tricálcico e formas modificadas de hidroxiapatite. Os resultados clínicos com materiais de enxerto sintéticos são essencialmente semelhantes aos resultados obtidos com materiais autógenos ou alógenos, tanto em estudos directos ou comparativos como em comparações transversais de avaliações ou estudos semelhantes. A escolha do material passa então a basear-se mais na disponibilidade, custo, morbilidade e facilidade de manuseamento do que na superioridade clínica. Os materiais doplásticos disponíveis podem ser classificados geralmente como reabsorvíveis ou não reabsorvíveis. Em termos gerais, o gesso de Paris, o carbonato de cálcio, o fosfato tricálcico e a hidroxiapatite reabsorvível reabsorvem total ou parcialmente nos locais de cirurgia oral e periodontal, ao passo que os polímeros e as hidroxiapatites densas não reabsorvem.[128]

ALLOPLAST:

Um aloplast é um corpo estranho sintético ou inerte que é

implantado no tecido hospedeiro. São apenas osteocondutores e podem ainda ser classificados como hidroxiapatite, fosfato beta-tricálcico, não-cerâmica, polímero ou vidro bioativo. Os aloplastos servem principalmente para manter o espaço e, consequentemente, não são ideais para promover a regeneração periodontal. Os enxertos de hidroxiapatite podem atingir ganhos de inserção de cerca de 1-1,5 mm, e os enxertos de polímero podem atingir uma média de 2 mm de preenchimento ósseo.[129]

Material	Commercial name
β-TCP*	Cerasorb (Curasan, Research Triangle Park, NC)
Bioactive glass*	Biogran (Biomet 3i, Palm Beach Gardens, FL)
	Perioglas (Novabone, Jacksonville, FL)
Calcium carbonate	BioCoral (Wilmington, DE)
	C-Graft (ScionX LLC, Denver, CO)
Polymethylmethacrylate (PMMA)/HEMA polymers*	Bioplant (Kerr, Orange, CA)
Porous/nonporous hydroxyapatite (HA)*	Osteograf D (DENTSPLY Friadent, York, PA)
	Ostogen (Impladent, Holliswood, NY)

Materiais de enxerto Alloplast disponíveis no mercado que foram testados para aplicações de GTR em defeitos periodontais

Um material ósseo sintético ideal deve ser:[130]

□ Biocompatível e facilmente disponível.

□ Capaz de servir de estrutura para a formação de novo osso.

□ São reabsorvíveis a longo prazo e têm potencial de substituição pelo osso do hospedeiro

☐ Radiopaco

☐ Disponível em formas particuladas e moldadas e fácil de manipular clinicamente

☐ Não apoiar o crescimento de agentes patogénicos orais

☐ Ter atividade eléctrica de superfície (ou seja, ter carga negativa)

☐ Microporosas e proporcionam uma resistência acrescida à matriz óssea do hospedeiro em regeneração e permitem a fixação biológica

☐ Não alergénico

☐ Adaptar-se para ser eficaz numa ampla gama de situações médicas (por exemplo, cancro, trauma e

doenças infecciosas que destroem os ossos)

☐ Ter uma superfície que seja passível de enxerto

☐ Atuar como matriz ou veículo para outros materiais (por exemplo, indutores de proteínas ósseas, antibióticos e esteróides)

1. **HIDROXIAPATITE**:

A hidroxiapatite, $Ca_{10}(PO_4)_6(OH)_2$, é o principal componente mineral do osso. As hidroxiapatites sintéticas têm sido comercializadas numa variedade de formas, principalmente como uma forma porosa não reabsorvível, uma forma densa ou sólida não reabsorvível e uma forma porosa, reabsorvível e não cerâmica.

O processamento da mistura básica de fosfato de cálcio determina qual das propriedades listadas irá possuir. A capacidade de reabsorção da hidroxiapatite é determinada pela temperatura a que é processada. A reabsorção é desejada se o enxerto for eventualmente substituído pelo osso hospedeiro (Aichclmann-Reidy e Yukna, 1998;

Nasr eta/., 1999).[131]

Quando preparada a alta temperatura (sinterizada), a hidroxiapatite é não reabsorvível, não porosa e densa, e tem um tamanho de cristal maior (Klein et al!, 1983). Os enxertos de hidroxiapatite densa são osteófilos e osteocondutores e actuam principalmente como cargas biocompatíveis inertes. Produziram um maior preenchimento clínico do defeito do que o desbridamento do retalho isolado no tratamento de defeitos intra-ósseos. Histologicamente, não foi conseguida uma nova fixação. Produzem um preenchimento de defeitos semelhante ao de outros enxertos de substituição óssea e a melhoria clínica é mais estável do que com o desbridamento isolado.[132]

A hidroxiapatite porosa (lnterpore 200, Irvine, CA) é obtida através da conversão hidrotérmica do exoesqueleto de carbonato de cálcio do coral natural em Outra forma de hidroxiapatite sintética é um material particulado reabsorvível processado a baixa temperatura (OsteoGen, Impladcnt, Holliswood, NY; hidroxiapatite de fosfato de cálcio (ver carbonato de cálcio coralino). OsteoGrafLD, GeraMed Dental, LLC, Lakewood, CO). Esta forma reabsorvível é um precipitado não sinterizado com partículas de 300 a 400 ppm. A sua vantagem é a taxa de reabsorção lenta, o que lhe permite atuar como um reservatório mineral e como um suporte para a substituição óssea.[133]

As vantagens da utilização da hidroxiapatite são[134] :
l.) A imunorreação pode ser ignorada
m.) As alterações morfológicas pós-operatórias e a diminuição do volume não ocorrem se os blocos pequenos e as aparas forem adequadamente embalados durante a cirurgia
n.) A adsorção pós-operatória de hidroxiapatite, caso exista, é ligeira e

lenta e é substituída por osso

o.) A fixação do cimento efectuada sobre uma camada de partículas de hidroxiapatite evita a influência nociva das partículas de desgaste de polietileno na interface do cimento.

As desvantagens clínicas das partículas de hidroxiapatite são o facto de terem tendência a não se manterem no lugar num local de hemorragia e de a restauração óssea ser relativamente lenta dentro do conjunto de partículas.

A forma cerâmica policristalina de HA pura e densamente sinterizada não é reabsorvível, é osteocondutora, tem uma baixa microporosidade e actua principalmente como enchimento biocompatível inerte. Existem várias formas disponíveis de hidroxilapatite:

p. **A hidroxilapatite coralina porosa não reabsorvível** é uma réplica do esqueleto de um coral marinho, o Porites.

A maioria das preparações aloplásticas disponíveis no mercado:

a. Calcitite (20-40 Mesh (420- 840 mm) e 40-60

b.Mesh (250-420 mm)) (Calcitek,Inc., Carlbad, CA), c.0steoGraf/D300 (tamanho de partícula 250-420 mm) ou d.0steoGraf/D700 (tamanho de partícula 420-1.000 mm) (CeraMed Corp., Lakewood, CO).

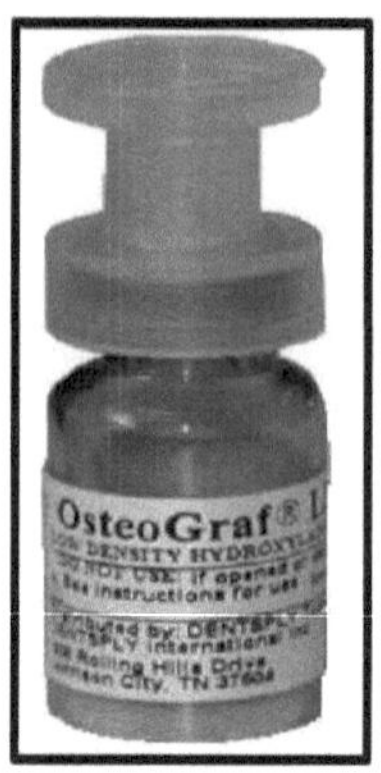

OsteoGraf/D300

b. **A hidroxilapatite não cerâmica reabsorvível** é altamente microporosa, não sinterizada (não cerâmica), composta por pequenas partículas de 300-400 mm (35-60 mesh), com uma taxa de reabsorção controlada e previsível.

É comercializado em diferentes nomes comerciais como

a. Osteogen (Impladent, NY, EUA),

b. OsteoGraf/LD-300 (as partículas têm uma dimensão entre 250 e 420 mm) (CeraMed Corp., Lakewood, CO)

c.Cerabone (Cori- pharm GmbH & Co. KG, Dieburg, Alemanha).

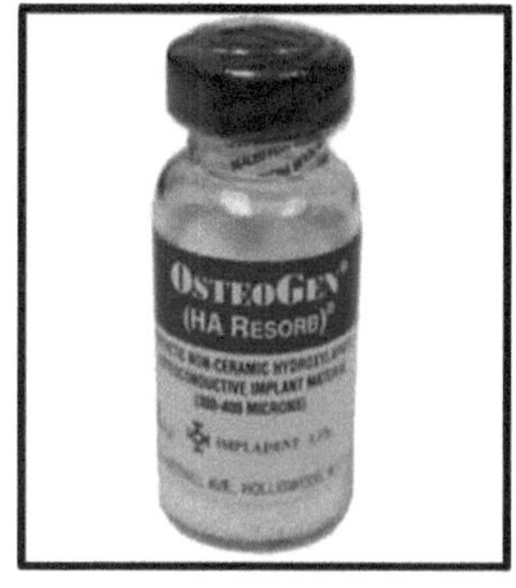

r. A hidroxiapatite **nanocristalina (NHA)**, a hidroxiapatite nanoparticular, para além de proporcionar os benefícios das hidroxiapatites tradicionais, também é reabsorvida. 103 Estudos experimentais preliminares demonstraram que as cerâmicas nanométricas podem representar uma classe promissora de substitutos de enxertos ósseos devido às suas propriedades osseointegrativas melhoradas e à reabsorção completa do material no espaço de 12 semanas, sendo reabsorvido pelos osteoclastos. A NHA apresentou uma boa biocompatibilidade, comparável à do osso esponjoso, como indicado pela ausência de ativação de leucócitos venulares após a implantação, e pode promover a proliferação e diferenciação osteogénica das células do ligamento periodontal. Espécimes de biópsia colhidos em diferentes intervalos de tempo de pacientes humanos com vários tipos de fracturas revelaram que a pasta de hidroxiapatite nanocristalina estudada mostrou uma boa incorporação de tecido e regeneração óssea: tecido ósseo cortical e esponjoso bem estruturado com fibrose focal do espaço medular. A cicatrização óssea e as ramificações de osso trabecular podiam ser observadas entre as partículas do implante.[135]

Em todos os espécimes, a formação de novo osso foi claramente visível, começando com a deposição de osteoide diretamente sobre o material de substituição e mineralização secundária na presença de camadas de células semelhantes a osteoblastos por Huber et al. 2006. Estudos histológicos de defeitos periodontais intra-ósseos tratados com NHA revelaram, após 7 meses, uma reabsorção quase completa do enxerto. A cicatrização foi caracterizada pela formação de novo tecido conjuntivo ou de longa ligação epitelial. O novo cemento e o novo osso variaram de 0 a 0,86 mm e de 0 a 1,33 mm, respetivamente.[136]
Está disponível uma pasta pronta a utilizar numa seringa:

a.Ostim™ (Heraeus Kulzer, Hanau, Alemanha) (NHA), é uma pasta sintética de hidroxiapatite nanocristalina (NHA) que contém 65% de água e 35% de partículas de apatite nano-estruturadas, foi recentemente introduzida no mercado. As vantagens deste material são o contacto estreito com os tecidos circundantes, as características de reabsorção rápida e o grande número de moléculas na superfície estudado por Schwarz et al. 2006. Os cristais de HA em forma de agulha formam aglomerados na microscopia eletrónica de transmissão. O tamanho médio dos cristais é de 100 nm/20 nm/3 nm, a relação atómica de cálcio e fósforo é de 1,67. A pasta Ostim não endurece após a aplicação no osso e não sofre aquecimento endotérmico. Caracteriza-se por uma grande superfície específica bio-ativa de 106 m2/g. A seringa Ostim na embalagem duplamente esterilizada pode ser utilizada para aplicar a pasta no defeito ósseo diretamente ou através de aplicadores (Huber et al. 2006). A NHA provou ser útil para procedimentos de aumento em defeitos ósseos nas lesões de peri-implantite e defeitos periodontais intra-ósseos por Heinz et al.2010[137] . Após 6 meses, o tratamento de defeitos periodontais intra-ósseos com uma pasta de NHA conduziu a resultados clínicos significativamente melhores quando comparado com o desbridamento de retalho aberto isolado.

s. **(FHA) biomaterial**. A arquitetura natural de algumas algas calcificadas oferece uma superfície semelhante à do osso.

Produto comercialmente disponível biomaterial poroso:

a.FRIOS Algipore (Friadent GmbH, Mannheim, Alemanha) : É fabricado a partir de algas marinhas calcificantes (Corallina officinalis). As partículas contêm um sistema de poros com um diâmetro médio de 10 mm, periodicamente septado (intervalo médio de 30 mm) e microperfurado interconectivamente (diâmetro médio das perfurações de

1 mm). Cada poro é limitado por uma camada de pequenos cristalitos de FHA com um tamanho de 25-35 nm . O contacto das camadas de poros adjacentes por Schopper et al. 2003.174 Este material é biocompatível, osteocondutor e tem a propriedade adicional desejável de ser lentamente reabsorvível e substituído por osso recém-formado por Schopper et al. 2003.[138]

Os materiais comercialmente disponíveis incluem :

a.Calcitec® Inc. (Austin, TX), Osteogen® (Impladent Ltd, Holliswood, NY),

b. Tricos® (Baxter, Berna, Suíça),

c.MBCP (Biomatlante, Vigneux de Bretagne, França),

d. Ceraform® (Teknimed SA, Vic-en Bigorre, França) e

e.Bone Ceramic® (Straumann, Basileia, Suíça).

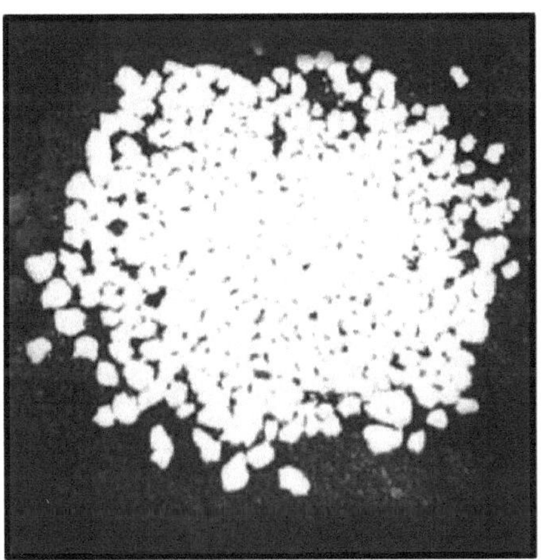

Grânulos de hidroxiapatite

2. **POLÍMEROS HTR**:

Um polímero microporoso biocompatível contendo

polimetilmetacrilato (PMMA), polihidroxiletilmetacrilato (PHEMA) e hidróxido de cálcio está disponível como material de enxerto ósseo para o tratamento de defeitos periodontais (HTRTM Synthetic Bone-Bioplant, Norwalk,

CT). Este compósito é preparado a partir de um núcleo de PMMA e PHEMA com um revestimento de cálcio

Hidróxido. Forma apatite de carbonato de cálcio quando introduzido no corpo e interage com

Hemorragia da medula. O acrónimo significa substituição de tecido duro.[139]

HTR (Bioplant) é um compósito microporoso biocompatível não reabsorvível de polimetilmetacrilato (PMMA), polihidroxil etilmetacrilato (PHEMA) e hidróxido de cálcio.

O polímero BioplantTM Hard Tissue Replacement (HTR) é composto por pérolas microporosas (300-350 mm) de três camadas concêntricas: uma camada interior de polimetilmetacrilato (PMMA), uma camada intermédia de polihidroxiletilmetacrilato (PHEMA) e uma camada exterior de hidroxidecarbonato de cálcio. A camada interna de PMMA dura confere à partícula uma resistência mecânica adequada (força), enquanto o PHEMA é macio e hidrofílico, favorecendo a adesão aos tecidos circundantes. A camada de hidróxido de cálcio é bioactiva e forma carbonato de cálcio após a sua introdução no local cirúrgico da hemorragia óssea. Este polímero está disponível em dois tamanhos de partículas: HTR 40 (pequeno, aproximadamente 500 microns de diâmetro) para preenchimento de bolsas infra-ósseas, e HTR 24 (grande, aproximadamente 750 microns de diâmetro) para preservação de rebordos, aumento de rebordos, preenchimento de grandes defeitos ósseos e em cirurgia de implantes imediatos.[140]

Foram registadas algumas características interessantes dos HTR: [139,140]

1) uma superfície hidrofílica;

2) Uma carga eléctrica negativa à superfície (cerca de -10 mV), devido à mistura química dos seus componentes que parece impedir a acumulação de placa e promover o crescimento de novo osso;

3) A possibilidade de o dentista misturar facilmente HTR com medicamentos (por exemplo, antibióticos) para uma libertação lenta e sustentada no tecido circundante;

4) Adesão ao osso do hospedeiro e/ou ao implante recentemente introduzido no local da cirurgia;

5) Prevenção da migração apical dos tecidos epiteliais e conjuntivos, de modo a que não seja necessária uma membrana. Para uma utilização correcta do HTR, este material deve ser misturado com sangue do doente, proveniente do local cirúrgico ósseo (não sangue venoso). A mistura com sangue é fácil, porque o material é fornecido em seringas de dose única. Deve ser pressionado firmemente no leito ósseo accipiente, para promover a sua adesão aos tecidos; os retalhos cirúrgicos devem ser suturados com precisão, de modo a cobrir completamente o enxerto (é desejável o encerramento primário dos tecidos moles). Quando utilizado em associação com implantes dentários, sugere-se o recobrimento completo das cabeças dos implantes com este polímero, bem como eventuais defeitos ou deiscências ósseas adjacentes aos implantes. O aumento do diâmetro buco-lingual da crista óssea é sempre desejável para resistir a futuras forças sobre o implante. Ensaios experimentais em animais demonstraram que o HTR tem uma elevada biocompatibilidade e pode promover a regeneração óssea, servindo como uma matriz óssea altamente osteocondutora fornecida em seringas de dose única.[141]

Enxertos de HTR calcificado em 3-5 mm criaram lacunas em defeitos experimentais de ossos longos em ratos, mostrando a capacidade de promover a diferenciação da matriz óssea e a reparação em lesões não unidas. Foi encontrado um crescimento ósseo extenso em defeitos realizados no crânio, nariz, zigoma e vários locais da mandíbula de coelhos, onde o HTR foi enxertado, quer como onlays ou inlays. Nestas últimas condições, foi registado um crescimento ósseo máximo, devido ao contacto com o espaço hemorrágico da medula óssea.[142]

O polímero Bioplant HTR foi também testado na reparação de defeitos ósseos da calvária de ratos, onde demonstrou elevada osteocondução e biocompatibilidade, sendo o melhor entre outros materiais aloplásticos testados na mesma experiência. Alguns autores relataram resultados favoráveis com o HTR no tratamento clínico de bolsas infra-ósseas, defeitos ósseos à volta de implantes, e na prevenção da atrofia pós-extração dos rebordos alveolares e procedimentos de elevação do seio maxilar (tanto em combinação com osso autógeno como por si só). Também foram registados bons resultados clínicos no tratamento de defeitos infra-ósseos periodontais, onde foi registada uma redução da profundidade das bolsas.

O polímero HTR implantado em bolsas infra-ósseas conduziu a um ganho de fixação comparável ao da técnica GTR com membrana, enquanto os controlos histológicos mostraram que os grânulos enxertados estavam rodeados principalmente por tecido conjuntivo, apesar de ter sido observada uma formação óssea limitada.[143]

Um estudo realizado por Yukna et al[140] sobre o compósito biocompatível MiCROPOROUS de PMMA (polimetilmetacrilato),

PHEMA (poli-hidroxil-etil-metacrilato) e hidróxido de cálcio (HTR) ou enxertos de substituição óssea autógena (AOC) foram avaliados em 15 pares de furcações Classe II de molares inferiores em 9 pacientes. Após a preparação inicial, foram levantados retalhos de espessura total para obter acesso às furcações; foi efectuado um desbridamento mecânico manual e ultrassónico da raiz e do defeito e uma preparação química (tetraciclina) da raiz; as furcações emparelhadas de cada paciente foram aleatoriamente enxertadas com HTR ou COA; e os retalhos hospedeiros foram substituídos ou ligeiramente posicionados coronalmente. Semanalmente, e depois mensalmente, foi efectuada a desplastificação até à reentrada cirúrgica aos 6 a 12 meses. Ambos os tratamentos melhoraram o estado clínico das furcações tratadas. As medições clínicas directas demonstraram resultados clínicos essencialmente equivalentes com ambos os materiais de enxerto de substituição óssea relacionados com a maioria das alterações dos tecidos duros e moles nas furcações. Foram encontradas diferenças a favor do HTR para a profundidade horizontal residual da furca (2,4 mm vs. 3,9 mm), preenchimento horizontal da furca (1,9 mm vs. 0,8 mm) e percentagem de preenchimento horizontal da furca (44,4% vs. 17,1%). Estes resultados favoráveis com o polímero HTR são semelhantes a vários relatórios com outros materiais de enxerto e com barreiras GTR, e sugerem que o polímero HTR pode ser um adjuvante terapêutico útil no tratamento clínico de furca de molares mandibulares de grau II.

Um estudo realizado por Prakash.S et al[144] avaliou a eficácia do polímero de substituição de tecidos duros (Bioplant HTR) como material de enxerto ósseo no tratamento de defeitos ósseos verticais interproximais em seres humanos, tanto clínica como radiologicamente. Foram seleccionados cinco pacientes com periodontite crónica, com 16 locais distribuídos aleatoriamente pelos grupos de controlo (apenas desbridamento aberto) e experimental (desbridamento com retalho aberto mais Bioplant HTR). Foram efectuadas medições clínicas como o índice de placa (IP), o índice gengival (IG), a profundidade da bolsa de sondagem (PPD), o nível de inserção clínica (CAL), a posição da margem gengival (GMP) aos 0, 3 e 6 meses e a avaliação radiográfica aos 0 e 6 meses. Relativamente às alterações dos tecidos duros, foram observados resultados significativos no que diz respeito à alteração da crista alveolar e à percentagem de resolução do defeito original. A comparação dos resultados de seis a 12 meses após tratamentos semelhantes não mostrou diferenças significativas ou vantagens em ter um período de avaliação clínica superior a 6 meses após a cirurgia. O material Bioplant HTR é biocompatível, fácil de manusear e um material de enxerto benéfico para o tratamento de defeitos ósseos periodontais.

3. <u>Matriz de dentina desmineralizada (PPM):</u>

O componente orgânico da dentina, que representa aproximadamente 20% do peso da dentina, é principalmente colagénio tipo I, um componente do osso. A dentina também contém proteínas morfogenéticas ósseas (BMPs), que promovem a diferenciação de células estaminais mesenquimatosas em condrócitos, aumentando assim a formação óssea, proteínas não colagénicas como a osteocalcina e a osteonectina, que têm sido implicadas na calcificação, e proteínas específicas da dentina, incluindo a fosfoproteína da dentina, também conhecida como fosforina, e a sialoproteína da dentina.[145]

O componente orgânico da dentina, que representa aproximadamente 20% do peso da dentina, é principalmente colagénio tipo I, um componente do osso. A dentina também contém proteínas morfogenéticas ósseas (BMPs), que promovem a diferenciação de células estaminais mesenquimatosas em condrócitos, aumentando assim a formação óssea, proteínas não colagénicas como a osteocalcina e a osteonectina, que têm sido implicadas na calcificação e proteínas específicas da dentina, incluindo a fosfoproteína da dentina, também conhecida como fosforina, e a sialoproteína da dentina, observadas em estudos realizados por Urist 1989. Estudos de várias dentinas desmineralizadas de mamíferos mostraram que são biocompatíveis, são capazes de induzir a diferenciação de células mesenquimais indiferenciadas em células osteogénicas, e assim a formação de osso e cartilagem, e são reabsorvidas durante o processo de remodelação óssea por Reddi e Huggins 1973. Apenas um estudo de Movin et al. 1982[146] avaliou o efeito de implantes de dentina desmineralizada alogénica na regeneração e cicatrização óssea no tratamento de defeitos periodontais infra-ósseos. Os defeitos foram classificados como defeitos ósseos de duas paredes e defeitos ósseos combinados de três e duas paredes. Durante a cicatrização, não foram observados sinais clínicos de rejeição dos implantes de dentina, mas a cicatrização dos tecidos moles foi atrasada, provavelmente devido a uma reabsorção lenta dos implantes de dentina. Não foi possível obter provas conclusivas relativamente à capacidade da dentina desmineralizada alogénica para induzir a fixação de novo tecido conjuntivo.

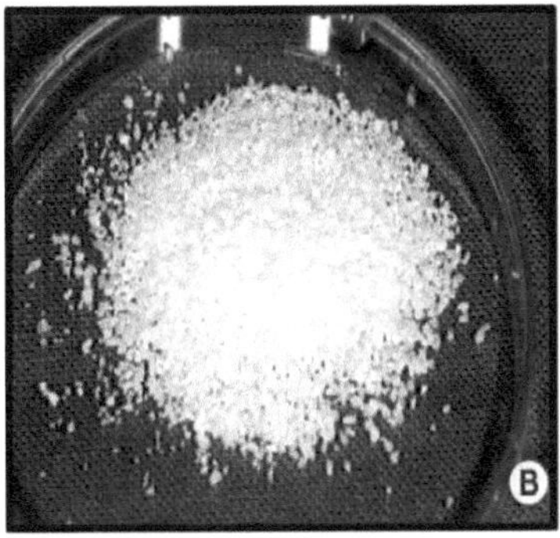

4. Cimento de fosfato de cálcio (CPC):

Entre os materiais utilizados para a regeneração de ossos e tecidos, os cimentos de fosfato de cálcio estão a ganhar especial interesse devido à sua natureza biomimética e à sua potencial utilização como sistemas de libertação controlada.

Uma nova classe de materiais de aloplastos, nomeadamente os cimentos de fosfato de cálcio (CPC), suscitou algumas esperanças na reparação periodontal no início da década de 1990.

Trata-se de cimentos de base aquosa que se convertem em hidroxiapatite após a presa. A combinação de biocompatibilidade, osteocondutividade e capacidade de reabsorção torna-o um material único para o enxerto de defeitos ósseos. Foram concebidas diferentes formulações de cimentos de fosfato de cálcio, que já demonstraram a sua utilidade na reparação do esqueleto[147] .

Os primeiros estudos que utilizaram formulações de CPC em defeitos ósseos periodontais simulados em modelos animais (em macacos por Hong et al., e em cães por Fujikawa et al.)[148] forneceram evidências claras da regeneração do osso e da reabsorção do material. No entanto, apesar destes resultados encorajadores, o primeiro ensaio humano de CPC para tratamento periodontal, efectuado por Brown et al. em 1998, foi bastante dececionante. Este estudo comparou uma nova formulação de CPC com DFDBA em termos de parâmetros clínicos lineares em 16 pacientes durante 12 meses. Enquanto o DFDBA mostrou bons resultados, o CPC resultou numa cicatrização pobre, inferior aos casos de desbridamento isolado. O preenchimento ósseo foi mínimo e a reabsorção da crista alveolar foi significativa. Os resultados impediram os autores de recomendar o uso da formulação CPC para o tratamento de defeitos periodontais intra-ósseos verticais. Embora as razões para o mau desempenho do CPC não sejam explicitamente analisadas, os autores relatam a esfoliação do material através do sulco gengival. Presumivelmente, o CPC que utilizaram era propenso a ser lavado com sangue/fluidos corporais, o que tem sido um problema para as primeiras formulações de CPC. Outras explorações sobre a utilização de CPC para reparação periodontal foram adiadas até ao desenvolvimento de formulações de CPC "resistentes à lavagem". Em 2002, Shirakata et al.[149] , experimentaram uma tal formulação de CPC, na reparação de defeitos periodontais criados cirurgicamente em cães beagle. A histologia mostrou a formação de novo cemento e tecido semelhante ao ligamento periodontal. Num trabalho mais recente, Setoguchi et al. realizaram um ensaio clínico em humanos no qual os defeitos intra-ósseos periodontais foram tratados com um produto CPC (Norian PDC). A avaliação durante um intervalo de 6 meses demonstrou uma melhoria significativa no resultado clínico em comparação com o desbridamento com retalho aberto. Estes resultados indicam que as novas CPC resistentes à lavagem são materiais promissores para o tratamento periodontal.

O trabalho de Setoguchi et al.[150] , no qual um produto CPC é comparado com o desbridamento de retalho aberto em 20 populações de pacientes, relata que a redução da profundidade da bolsa e o ganho médio do nível de inserção clínica aos 6 meses são de $3,30 \pm 1,17$ mm e $1,95 \pm 1,70$ mm, respetivamente. No presente estudo, para o grupo CPC, a redução da profundidade de bolsa e o ganho médio do nível de inserção clínica aos 6 meses são de $5,40 \pm 1,43$ mm e $5,15 \pm 1,5$ mm, respetivamente. Os valores correspondentes aos 12 meses são $6,20 \pm 1,8$

mm e 5,80 ± 2,02 mm, respetivamente. A vantagem do Chitra CPC é notável.

O estudo de Shirakata et al. relata os resultados histológicos da reparação periodontal utilizando um CPC injetável e de presa rápida em cães beagle. Observaram a formação de novo cemento e de tecido semelhante ao ligamento periodontal durante a cicatrização dos tecidos periodontais. Num estudo recente de Hayashi et al., foi utilizada uma formulação de CPC para tratar defeitos periodontais criados em cães através de periodontite induzida experimentalmente. Às 12 semanas após a implantação, observou-se consistentemente a formação de osso e cemento nos locais. Observou-se a formação de novo cemento e de tecido semelhante ao ligamento periodontal entre a massa de CPC e a superfície da raiz. Além disso, a ligação e a adesão de novo tecido conjuntivo foram significativamente aumentadas nos locais, em comparação com os locais não implantados (P <0,05).

Estes resultados indicam que as formulações de CPC têm um certo potencial para regenerar a estrutura periodontal, que é a propriedade mais ideal que se espera de um aloplast. Se isso for comprovado, mudará o cenário do uso de material de enxerto. O DFDBA é defendido para o tratamento periodontal com base nos ganhos superiores em comparação com outros enxertos sintéticos (aloplásticos) e técnicas de RTG. Entretanto, seu uso é regido pela proximidade de bancos de ossos. Nos países onde não existem bancos de ossos, a aquisição de DFDBA é uma tarefa complicada devido aos obstáculos regulamentares e ao custo de importação. Os aloplastos, embora considerados inferiores em termos de desempenho, têm uma vantagem sobre o DFDBA devido à disponibilidade imediata, ao fornecimento adequado e à consistência da qualidade do produto. Se se provar que a eficácia dos CPC é comparável (ou melhor) do que a dos DFDBA, estes poderiam ser recomendados para utilização global na terapia periodontal.[151]

Cimentos de fosfato de cálcio como enxerto de barreira:

As técnicas de terapia periodontal têm seguido dois caminhos independentes, um com materiais de barreira e outro com enxertos. Foi também experimentada uma técnica combinada utilizando membranas DFDBA e GTR, com o objetivo de obter resultados mais previsíveis. No entanto, esta técnica não ganhou popularidade, provavelmente devido à complexidade envolvida no procedimento. As teorias básicas do enxerto e da regeneração tecidular guiada implicam que um material que combine as propriedades de um enxerto osteocondutor e de uma barreira reabsorvível (ou seja, um "enxerto-barreira") pode melhorar significativamente os resultados. Esse material deve possuir um certo nível de osteocondutividade para promover o crescimento de osso novo, deve permitir a repopulação selectiva de células e deve ser reabsorvível durante o período de cicatrização. As virtudes das CPC parecem adequar-se ao conceito de enxerto de barreira.[152]

Uma caraterística notável do material CPC é a osteotransdutividade (ou seja, a reabsorção do enxerto de cimento em sintonia com a formação de novo osso), que está ausente noutros materiais aloplásticos. Os materiais de cimentação, como o sulfato de cálcio, sofrem uma reabsorção passiva no fluido corporal e desaparecem antes da formação de novo osso no local do defeito. Por outro lado, os grânulos cerâmicos de hidroxiapatite são estáveis no fluido corporal, mas a sua reabsorção é demasiado lenta

115

devido à sua estrutura policristalina sinterizada. A massa solidificada da CPC consiste em partículas de hidroxiapatite entrecruzadas de tamanho submicrónico com limites interpartículas mais fracos em comparação com a cerâmica sinterizada. É quimicamente estável no fluido corporal, mas as células osteoclásticas podem atuar sobre as partículas de hidroxiapatite e reabsorvê-las facilmente. Enquanto a reabsorção mediada por células progride, as células osteoblásticas procedem à colocação de novo osso no espaço entre o osso hospedeiro e o material. O novo osso formado acaba por ser convertido em osso lamelar. Este processo continua até que todo o material seja reabsorvido e o defeito seja completamente reparado.

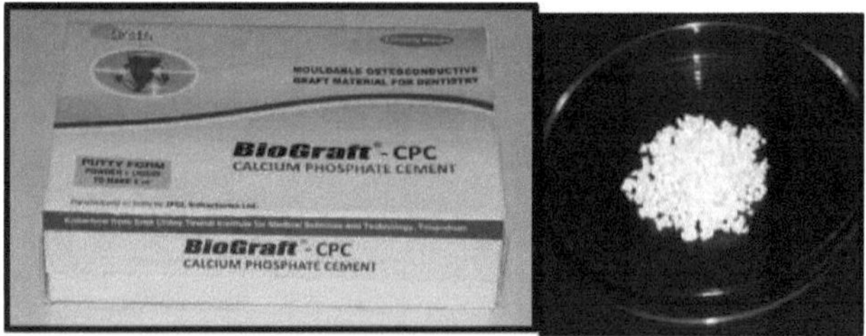

CIMENTO DE FOSFATO DE CÁLCIO

5. <u>BETA FOSFATO TRICÁLCICO (TCP)</u>:

O fosfato tricálcico é um composto poroso de fosfato de cálcio. O fosfato alfa e o fosfato beta tricálcico são produzidos de forma semelhante, embora apresentem propriedades de reabsorção diferentes. A estrutura cristalina do fosfato alfa tricálcico ($a\text{-}Ca_3(PO_4)_2$ é monoclínica e consiste em colunas de catiões, enquanto o fosfato beta tricálcico tem uma estrutura romboédrica. O primeiro é formado por aquecimento do segundo acima de 1.180°C e resfriamento ao ar para manter sua estrutura. A forma alfa é menos estável do que a beta e forma a hidroxiapatite deficiente em cálcio, um material mais rígido, quando misturado com água.[153]

A forma alfa é menos estável do que a beta e forma o material mais rígido, a hidroxiapatite deficiente em cálcio, quando misturada com água por Sukumar e Drizhal 2008[154] O fosfato beta-tricálcico (0-TCP) é uma forma porosa de fosfato de cálcio, com proporções de cálcio e fosfato semelhantes às do osso esponjoso por Reynolds et al. 20 1 0[153,154] . No entanto, a resistência à compressão do TCP poroso atinge apenas 1/20 do osso cortical. Numerosos estudos demonstraram que o TCP de cálcio apoia a fixação, a proliferação e a diferenciação de osteoblastos e células mesenquimatosas, bem como o crescimento ósseo, segundo Kamitakahara et al. 2008.

A cerâmica de fosfato tricálcico é biocompatível, segundo Metsger et al. 1982, e osteocondutora. O mecanismo exato pelo qual o 0-TCP exerce a osteocondutividade só recentemente foi documentado. Foi demonstrado que os osteoblastos humanos primários semeados nos suportes de 0-TCP expressavam níveis significativamente mais elevados de genes osteogénicos, em comparação com os cultivados em plástico de cultura de tecidos; entretanto, estas células mostraram um aumento de sete vezes na expressão do gene da subunidade da integrina alfa 2 e na ativação da via de sinalização da proteína quinase activada por mitogénio (MAPK)/cinase relacionada com o extracelular (ERK). Além disso, a condução osteogénica pelas estruturas de 0-TCP foi atenuada diretamente pela inibição da MAPK/ERK ou indiretamente pelo bloqueio da via de sinalização da integrina alfa 2 beta 1. Parece que o andaime de 0-TCP exerce osteocondutividade através da integrina alfa 2 beta 1 e da via de sinalização MAPK/ERK a jusante por Lu e Zreiqat 2010[155]

Do ponto de vista físico-químico, o 0-TCP é um material reabsorvível com 99% de pureza de fase. Microporosidade total e uma estrutura de sinterização cerâmica homogénea. Assim, a matriz ideal para a formação de novo osso está disponível imediatamente após a implantação. A bioreabsorvibilidade das cerâmicas de fosfato de cálcio é regida não só pela solubilidade dos constituintes do material, mas também pela morfologia que implica a porosidade e a estrutura dos poros, segundo Kamitakahara et al. 2008. Os espaços intergranulares fornecem um suporte para o crescimento de vasos sanguíneos para a nutrição das estruturas ósseas recém-formadas.

Desde a fase inicial da regeneração óssea, o material é reabsorvido. A sua propriedade de biodegradação lenta, em 24 meses o material é completamente metabolizado, harmoniza-se com o processo de formação e remodelação óssea e resulta numa deslocação do material para o osso por Kamitakahara et al. 2008.[156]

O mecanismo de reabsorção do P-TCP formal é controverso. Foi sugerido que o mecanismo é principalmente a dissolução em líquidos biológicos devido à ausência de osteoclastos à volta dos materiais nas experiências com coelhos.

Stavropoulos et al. 2010[157] indicaram que as melhorias clínicas (ou seja, redução da DP e ganho de CAL) obtidas após a implantação de um produto granular de P-TCP em conjunto com o desbridamento com retalho aberto de defeitos intra-ósseos periodontais foram, em parte, caracterizadas pela regeneração, enquanto a maior parte da cicatrização ocorreu com a formação de um epitélio juncional longo na superfície radicular previamente afetada. Na maioria dos espécimes, as partículas de

P-TCP estavam embebidas no tecido conjuntivo, enquanto a formação de um tecido mineralizado semelhante a osso ou a cemento à volta das partículas só foi observada ocasionalmente. Em todos os espécimes, foram observadas imagens fantasma de partículas de enxerto, que apareciam como espaços vazios devido ao procedimento de descalcificação. As partículas de enxerto não pareciam ter qualquer associação aparente com a formação óssea, e a maior parte da periferia das partículas estava em contacto com tecido conjuntivo fibroso. Apenas esporadicamente se observou uma fina camada de substância mineralizada, ocasionalmente celular, em contacto direto com alguma porção da periferia das partículas, não sendo evidente a presença de osteoclastos em contacto com as partículas. A avaliação histológica indicou a formação de novo cemento celular com inserção de fibras de colagénio numa extensão variável (média: 1,9 ± 0,7 mm; variação: 1,2-3,03 mm) coronal à extensão mais apical da instrumentação radicular. A média de formação de novo osso foi de 1,0 ± 0,7 mm (variação: 0,0-1,9 mm) estudada por Stavropoulos et al. 2010.

Stavropoulos et al. 2010 relataram uma redução média da profundidade de sondagem de 10,8 ± 2,3 mm pré-cirúrgica para 4,6 ± 2,1 mm, e foi observado um ganho médio do nível de inserção clínica (CAL) de 5,0 ± 0,7 mm. O aumento da recessão gengival foi de 1,2 ± 3,2 mm. Verificaram que o tratamento de defeitos intra-ósseos profundos com Emdogain (EMD), isoladamente ou em combinação com^-TCP, conduziu a uma redução clínica e estatisticamente significativa da profundidade de sondagem (PD) e a um ganho na fixação clínica (CAL). A aplicação adicional de P-TCP não mostrou uma superioridade clara em relação ao tratamento apenas com Emdogains. O tratamento com EMD sozinho produziu uma redução de 3,9 ± 1,3 mm na PD e um ganho de 3,7

± 1,0 mm na CAL (P < 0,001), enquanto que o EMD ± b-TCP produziu uma redução de 4,1 ± 1,2 mm na PD e um ganho de 4,0 ± 1,0 mm na CAL (P < 0,001).

Existem produtos comerciais de TPC disponíveis no mercado: A.Bioresorb® está disponível como granulado poroso (tamanho de partícula: 0,5-2 mm) principalmente para aplicação dentária.

b.Chronos® e Ceros® (Mathys, Bettlach, Suíça) são também materiais granulares com uma dimensão de partícula de 0,5-1,4 mm e tamanhos de poro de 100-500 mm (60% de volume de poro), também principalmente para aplicação dentária.

c.Cerasorb® (Curasan, Kleinostheim, Alemanha) está disponível como granulado poroso (tamanho dos poros >5 mm) em tamanhos de partículas de 0,05-2 mm (tamanhos de grãos: 50150 mm, 150-500 mm, 500-1.000 mm, 1.000-2.000 mm) para aplicação dentária e como blocos macroporosos maquinados para aplicações ortopédicas.

d.Vitoss® é um granulado poroso (tamanho dos poros 10-1.000 mm; porosidade aprox. 90%; tamanho das partículas 3-5 mm) para aplicação dentária.

e.SynthograftTM (Bicon, Boston MA, EUA) está disponível em dois tamanhos de partículas: 50-500 mm e 500-1.000 mm.

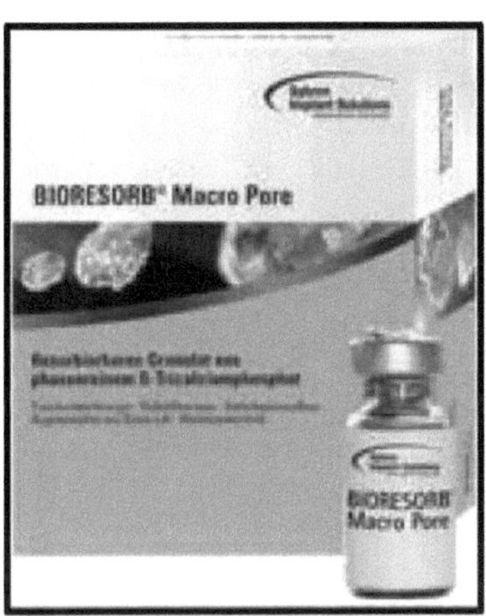

O material aloplástico bifásico é produzido através da sinterização da hidroxiapatite (HA) e do fosfato tricálcico num material quimicamente unido, com poros de tamanho superior a 100 mm.

Os aloplastos produzidos sinteticamente utilizados em implantologia dentária incluem a.Calcitec® Inc. (Austin, TX), b.Osteogen® (Impladent Ltd, Holliswood, NY), c.Tricos® (Baxter, Berna, Suíça), MBCP (Biomatlante, Vigneux de Bretagne, França), d.OsteonTM (Genoss Co. Ltd., Suwon, Coreia) e.Bone Ceramic® (Straumann, Basileia, Suíça).

f. Ceraform® é uma cerâmica disponível no mercado, fabricada pela Teknimed SA (Vic-en Bigorre, França).

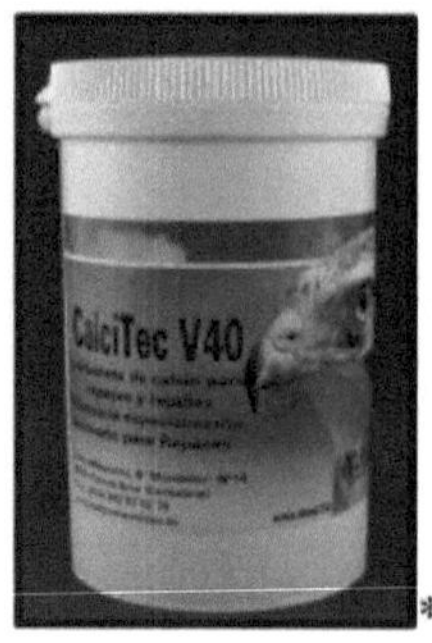

OsteonTM (Genoss Co. Ltd., Suwon, Coreia) é composto por 70% de HA

e 3O% de fosfato tricálcico (0-TCP). A HA revestida com b-TCP cria

uma estrutura interligada com uma porosidade de 300-500 nm, segundo

Lee et al. 2010.

Este material é uma cerâmica bifásica sintética composta por 65% de

HA e 35% de TCP. O material está disponível na forma de bloco ou

granular e é esterilizado por radiação gama. O diâmetro granular médio

situa-se entre 900 e 1200 mm, segundo Develiog lu et al.2006. O

BoneCeramic® é um composto de fosfato de cálcio bifásico de pureza

médica: uma mistura de 60% de hidroxiapatite, que é 100% cristalina, e

40% da forma b do TCP em forma de partículas.[158]

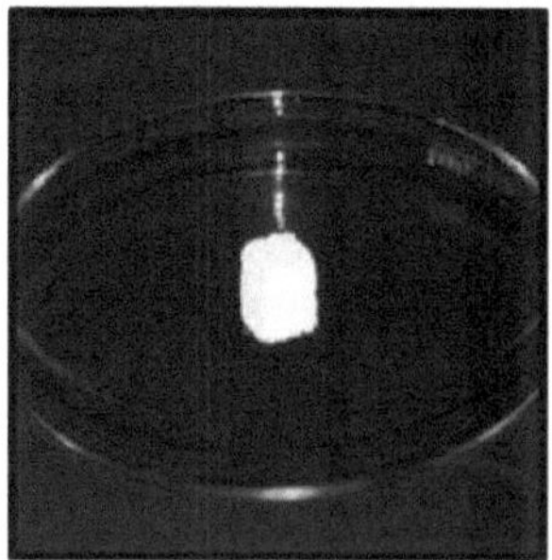

Fosfato p-tricálcico

O material de enxerto é 90% poroso com poros interligados de 100-500 mm de diâmetro.

Sugere-se que um rácio mais elevado de HA mostrou uma formação acelerada de novo osso e novos níveis de fixação e demonstrou a superioridade da utilização de um composto destes dois materiais em relação à utilização de qualquer um dos materiais isoladamente. Este material de enxerto foi utilizado em defeitos periodontais, peri-implantares e vários tipos de defeitos ósseos por Schwarz et al. 1998. A combinação de Emdogain com um substituto ósseo HA/b-TCP não interferiu com o potencial regenerativo relatado para EMD e pode resultar na formação de novo cemento com um ligamento periodontal associado. No entanto, a combinação de Emdogain + HA/b-TCP resultou numa formação de novo osso nula ou mínima, segundo Sculean et al. 2008.[159]

No entanto, foi demonstrado que o HA/b-TCP misturado com tratamentos de espongiosa autógena produziu resultados significativamente melhores do que a espongiosa autógena isolada na regeneração de tecido intraósseo por Zafiropoulos et al. 2007[160] . Alguns materiais aloplásticos são misturados para obter resultados superiores. Fortoss® Vital é uma mistura de b-TCP e sulfato de cálcio, segundo Sukumar e Drizhal 2008.[161]

Devido à atividade superficial modificada e à carga iónica, o seu comportamento osteocondutor pode ser superior ao dos fosfatos de cálcio convencionais. Ao contrário dos b-TCP convencionais, o fabrico e a aplicação deste material composto de cálcio bifásico utilizam um processo patenteado para estabelecer um potencial zeta negativo. Com base neste conceito, a superfície do material será carregada negativamente num ambiente aquoso. O potencial zeta é um indicador eficaz da atração dos biomateriais pelos osteoblastos e pelo osso, constituindo um método in vitro útil para prever essas interacções, segundo Smith et al. 2004. A aplicação do b-TCP e do material de sulfato de cálcio foi bem tolerada e conduziu a alterações superiores na PD e CAL em comparação com o desbridamento com retalho aberto para o tratamento de defeitos periodontais intra-ósseos. Os benefícios clínicos do BCC foram equivalentes ao osso autógeno esponjoso por Stein et al.2009.[162]

Os fosfatos de cálcio podem ser ligados a suportes de colagénio ou misturados com fibrina. O conceito é que o colagénio e a fibrina formam uma rede na qual os minerais podem cristalizar. O colagénio também se pode ligar a proteínas da matriz extracelular (ECM) importantes no processo de mineralização. O Healos® é uma mistura de hidroxiapatite e colagénio bovino e o Collagraft® é composto por 65% de hidroxiapatite e 35% de fosfato tricálcico combinados com colagénio bovino. O Tricos® é uma mistura de hidroxiapatite, fosfato tricálcico e fibrina. Nos últimos anos, têm-se concentrado esforços crescentes na compreensão dos mecanismos e factores necessários para a restauração dos tecidos periodontais, a fim de aumentar a previsibilidade da terapia regenerativa. Estes eventos são controlados por mediadores biológicos como factores de crescimento, proteínas morfogenéticas, proteínas da MEC e outros, que são produzidos por monócitos, plaquetas e células residentes dos tecidos como as células PDL, osteoblastos, cementoblastos e células endoteliais. Vários estudos demonstraram que a regeneração periodontal pode ser melhorada pela aplicação terapêutica de factores de crescimento específicos aos fosfatos tricálcicos, tais como o fator de crescimento básico dos fibroblastos (bFGF) por Shirakata et al. 2010, o fator de crescimento/diferenciação 5 e o fator de crescimento derivado das plaquetas (PDGF) por Nevins et al. 2007; McGuire et al. 2006.[163]

6. <u>**SULFATO DE CÁLCIO**</u>:

O sulfato de cálcio, geralmente conhecido como gesso de Paris,
ou gesso, é talvez o mais antigo material cerâmico de substituição óssea.
Dada a relativa
Devido à química simples do sulfato de cálcio, há menos latitude para a
variação da formulação do que no caso do fosfato de cálcio.
Tradicionalmente, o pó de sulfato de cálcio hemihidratado ($CaSO_4$ x
$1/2H_2O$) é hidratado para formar sulfato de cálcio dihidratado ($CaSO_4$ x
$2H_2O$), sofrendo uma ligeira reação exotérmica para se fixar numa
forma sólida por Eppley et al. 2005. Os defeitos ósseos causados pela
periodontite são um desafio na terapia periodontal. O material de
enxerto ideal permanece indefinido, no entanto, o material sintético
inorgânico parece preencher este critério. Vários materiais aloplásticos
têm sido utilizados para regenerar o osso em defeitos intra-ósseos
periodontais.[164]

Já em 1892, Dreesmann[156,154] relatou os resultados do preenchimento
de defeitos ósseos com sulfato de cálcio. Peltier efectuou uma revisão
exaustiva da literatura de estudos que descreviam o preenchimento bem
sucedido de defeitos de vazio ósseo com materiais de sulfato de cálcio.
Nestes estudos, verificou-se que o sulfato de cálcio era geralmente bem
tolerado pelos tecidos. Estes resultados encorajadores, mas por vezes
inconsistentes, deram origem a uma investigação adicional sobre a
utilização do sulfato de cálcio como substituto de enxertos ósseos
contendo antibióticos para tratar osso infetado. A zona de fratura é

imobilizada pela sua reação de endurecimento iniciada pela sua humidificação e subsequente conversão num material semelhante a um cimento forte. Devido a esta imobilização, a fratura sofre um processo de cicatrização natural sem qualquer tensão, o que é necessário para a reparação da fratura.

O sulfato de cálcio é utilizado em medicina dentária há mais de 30 anos. A utilização de gesso de Paris para preencher defeitos no osso foi introduzida na profissão dentária por Bahn, que concluiu: "Em medicina dentária, o gesso de Paris pode ser particularmente útil como veículo para transportar medicamentos para áreas infectadas, onde a absorção pode causar a libertação prolongada do medicamento. O gesso também pode ser utilizado eficazmente em feridas de extração ou císticas e em defeitos cirúrgicos e osteomielíticos para facilitar a restauração do contorno morfológico normal e para reconstruir os rebordos alveolares reabsorvidos." É totalmente bioabsorvível e osteocondutor, não provoca reação inflamatória ou de corpo estranho, permite a migração de fibroblastos e não eleva os níveis de cálcio sérico.[160]

Calhoun et al. descobriram que o sulfato de cálcio melhorava a união óssea da mandíbula de um cão fracturado. Bell relatou que os implantes de sulfato de cálcio, em média, reabsorvem em 33 dias para serem completamente substituídos por osso.[161]

Propriedades:

O alfa-hemihidrato é processado da seguinte forma:

$$CaSO_4 \bullet 2H_2O \xrightarrow{\text{Heat}} CaSO_4 \bullet 1/2H_2O$$

Dehydrate   Proprietary processing   Hemihydrate

Percebeu-se que a qualidade do sulfato de cálcio e as suas características físicas são os factores-chave para o seu desempenho reproduzível no corpo humano. Verificou-se que, controlando o tamanho e a forma dos cristais de sulfato de cálcio hemi-hidratado de qualidade médica, era possível obter um produto que pode ser reabsorvido no corpo humano a uma taxa consistente com o novo crescimento ósseo. Este material oferece uma estrutura na qual o osso do paciente pode crescer. Verificou-se que se dissolve in vivo no prazo de 4-8 semanas, dependendo do volume e da localização do local infetado. Assim, a biocompatibilidade, a tolerância pelos tecidos e a reabsorção do sulfato de cálcio foram razoavelmente estabelecidas.

Além disso, a dissolução do sulfato de cálcio produz um microambiente ácido (pH = 5,6) que pode ajudar a limitar a atividade bacteriana na zona afetada. O sulfato de cálcio hemihidratado pode ser produzido principalmente em duas variedades, a forma beta e a forma alfa. O sulfato de cálcio hemihidratado é constituído por cristais de forma irregular. É relativamente macio, tem uma porosidade elevada e um tempo de endurecimento curto, enquanto o alfa-hemihidrato tem partículas mais densas, regulares e lisas, de forma acicular. Tem baixa porosidade, tempo de presa mais longo e desenvolve valores mais elevados de resistência à compressão e à tração após a presa. Devido a estas propriedades, o alfa-hemihidrato possui uma solubilidade e reabsorção mais lentas e previsíveis. Por conseguinte, considera-se que é um material mais adequado para aplicações ortopédicas devido às suas características de reabsorção, que são consistentes com a taxa de crescimento ósseo.[163]

Preparação :

O alfa-hemihidrato pode ser produzido por: método de autoclave ou método hidrotérmico.

O método da autoclave consiste em aquecer o sulfato de cálcio bi-hidratado numa autoclave a temperaturas superiores a 100°C. O método hidrotérmico consiste no tratamento do sulfato de cálcio bi-hidratado com uma solução aquosa de sais ou ácidos inorgânicos à pressão atmosférica, com ou sem ebulição. Os primeiros estudos com sulfato de cálcio centraram-se no princípio de que a libertação local de iões de cálcio estimularia a formação óssea no local. Estes primeiros estudos com pós de cálcio solúveis produziram resultados ambíguos e levaram a novos estudos com fosfato tricálcico (TCP).[164]

Potenciais aplicações do sulfato de cálcio:[164]

Os materiais de enxerto de sulfato de cálcio podem ser utilizados da seguinte forma:

- Preenchimento de quistos, cavidades ósseas, lesões ósseas benignas e defeitos ósseos segmentares.
- Defeitos estreitos de três paredes.
- Expansão dos enxertos utilizados para a fusão vertebral.
- Preservação do rebordo alveolar.
- Defeitos de furca molar de classe II.
- Preenchimento de locais de colheita de enxertos ósseos.

Removal of all etiologic factors
Stabilize teeth
Flap design with a plan for closure
Degranulation of defect and flap
Root preparation
Presuturing
Well condensing graft materials
Fill to a realistic level
Good tissue coverage
Periodontal dressing
Antibiotic coverage
Postsurgical care

Etapas da aplicação do sulfato de cálcio

Mecanismo de ação:

O sulfato de cálcio actua como um enchimento osteocondutor de vazios ósseos que é completamente reabsorvido à medida que o osso recém-formado se remodela e restaura as características anatómicas e as propriedades estruturais. O sulfato de cálcio actua como uma estrutura osteocondutora reabsorvível que proporciona um enquadramento estrutural para a angiogénese e a osteogénese, ao mesmo tempo que evita a invasão de tecidos moles, actuando como um preenchimento de espaços. A degradação do sulfato de cálcio no defeito ósseo profundo desencadeia duas séries paralelas de mecanismos. O primeiro mecanismo envolve a libertação de iões de cálcio e enxofre no ambiente biológico, o que resulta na formação de apatite carbonatada e na estimulação da atividade celular por iões de cálcio. O segundo mecanismo é a precipitação de fosfato de cálcio, que leva a uma queda local transitória do pH. Isto provoca a desmineralização da superfície do osso existente, resultando na exposição de moléculas bioactivas e na libertação de factores de crescimento, como os factores de crescimento transformadores e as proteínas morfogenéticas ósseas, que estimulam o crescimento do osso em defeitos preenchidos com sulfato de cálcio.[165]

Estudos em animais:

Peltier e Orn[162] combinaram sulfato de cálcio e osso alogénico em cães e relataram uma cicatrização melhorada. A implantação cirúrgica de uma matriz óssea desmineralizada ou de sulfato de cálcio, ou combinada com uma barreira de sulfato de cálcio em defeitos periodontais intra-ósseos de três paredes criados cirurgicamente no cão, resultou numa maior formação de osso alveolar em comparação com o sulfato de cálcio. Não houve evidência de sulfato de cálcio residual após o intervalo de cicatrização de 8 semanas.

Numa avaliação comparativa da densidade de microvasos em locais tratados com sulfato de cálcio e osso autólogo em coelhos, com ou sem membranas não reabsorvíveis de politetrafluoroetileno expandido (PTFE), a angiogénese como ação adicional do sulfato de cálcio foi evidente, levando a uma melhor compreensão de todos os factores que melhoram os processos osteogénicos.[163]

Foi realizado um estudo para analisar a influência do vidro bioativo e/ou de uma barreira de sulfato de cálcio na cicatrização óssea em defeitos criados cirurgicamente em tíbias de ratos. A análise histológica aos 30 dias de pós-operatório mostrou que os grupos que utilizaram uma barreira de sulfato de cálcio tiveram uma formação óssea significativamente maior do que o grupo que utilizou apenas vidro bioativo

Deliberador et al.[162,163] avaliaram a cicatrização de defeitos de furca de Classe II criados cirurgicamente em cães tratados com enxerto ósseo autógeno com ou sem barreira de sulfato de cálcio. Os resultados mostraram que a cicatrização periodontal foi semelhante, quer se utilizasse apenas o desbridamento cirúrgico, enxerto ósseo autógeno ou enxerto ósseo autógeno com barreira de sulfato de cálcio no tratamento de defeitos de furca de Classe II.

A avaliação da combinação de sulfato de cálcio e plasma rico em plaquetas foi efectuada por Shi et al.[163] para a preservação do rebordo alveolar antes da colocação de implantes em cães mestiços. O enxerto de sulfato de cálcio/plasma rico em plaquetas no alvéolo de extração fresco reduziu a reabsorção do rebordo alveolar e promoveu a formação óssea neste modelo canino. A adição de plasma rico em plaquetas ao sulfato de cálcio resultou num aumento da regeneração óssea nas fases iniciais da cicatrização.

De Macedo et al.,[165] avaliaram a possibilidade de se obter regeneração óssea guiada com dois tipos de barreiras físicas, como o sulfato de cálcio e a barreira não porosa de PTFE, em defeitos cirúrgicos criados em ossos parietais de ratos. Os resultados mostraram que a barreira de PTFE foi mais eficaz para a regeneração óssea em defcitos transcorticais rasos do que o sulfato de cálcio.

Estudos em humanos:

Kim et al.[167] avaliaram o resultado clínico após o implante cirúrgico de um compósito de matriz óssea desmineralizada + sulfato de cálcio com uma barreira de sulfato de cálcio em humanos. O implante cirúrgico resultou numa melhoria estatisticamente significativa dos níveis ósseos, conforme avaliado por sondagem óssea. Noutro estudo relacionado com a membrana de barreira, Paolantonio et al. compararam os efeitos benéficos de três técnicas cirúrgicas na gestão de defeitos intra-ósseos periodontais, o que indicou que todos os tratamentos foram eficazes na melhoria dos parâmetros clínicos e intra-cirúrgicos. No entanto, os grupos da membrana de colagénio e do sulfato de cálcio mostraram reduções significativamente maiores da profundidade de sondagem e ganhos no nível de inserção clínica e no nível ósseo do defeito do que a OFD isolada.

Em contraste com o resultado acima, Orsini et al.[167] avaliaram os resultados clínicos obtidos com osso autógeno mais sulfato de cálcio e compararam-nos com os resultados obtidos com osso autógeno mais membrana. A combinação de enxerto ósseo autógeno e sulfato de cálcio como material de barreira foi muito promissora na redução de bolsas e no ganho de inserção clínica.

Maragos et al. compararam a eficácia de três métodos utilizando enxerto/barreira de sulfato de cálcio puro, sulfato de cálcio mais doxiciclina, ou aloenxerto ósseo desmineralizado liofilizado numa proporção de 2:1 em volume. Todos os três grupos mostraram um preenchimento ósseo significativo, redução da profundidade de sondagem vertical e horizontal, redução do volume do defeito e um ganho na inserção clínica vertical. No entanto, a adição de doxiciclina ou de aloenxerto ósseo desmineralizado liofilizado ao sulfato de cálcio melhorou significativamente o resultado clínico, mais do que o sulfato de cálcio isolado.[168]

Aichelmann-Reidy[169] et al. compararam a eficácia da combinação de sulfato de cálcio e aloenxerto ósseo liofilizado desmineralizado com politetrafluoroetileno e aloenxerto ósseo liofilizado desmineralizado para o tratamento de defeitos periodontais humanos e concluíram que o sulfato de cálcio, quando utilizado como ligante e barreira em combinação com aloenxerto ósseo liofilizado desmineralizado, proporcionou uma melhoria clínica significativa no defeito intraósseo, como evidenciado pela redução da profundidade de sondagem, ganhos no nível de fixação clínica e preenchimento e resolução do defeito, proporcionando assim uma alternativa à barreira de politetrafluoroetileno.

Num estudo realizado por Harris, foi avaliada a eficácia do enxerto ósseo composto (aloenxerto ósseo desmineralizado liofilizado + sulfato de cálcio + tetraciclina + hidroxiapatite porosa) e da barreira de sulfato de cálcio no tratamento de 100 defeitos ósseos não-furcados. Verificou-se um aumento da recessão, redução da profundidade de sondagem e melhoria do nível de inserção. No entanto, Orsini et al. verificaram que os resultados a longo prazo obtidos com a combinação de enxerto ósseo autógeno mais sulfato de cálcio e compararam este resultado com os resultados obtidos utilizando enxerto ósseo autógeno com uma membrana bioabsorvível. Este estudo não conseguiu demonstrar a superioridade da terapia experimental combinada (enxerto ósseo autógeno mais sulfato de cálcio) em relação ao controlo (enxerto ósseo autógeno mais uma membrana de barreira bioabsorvível). Aos 6 meses e 6 anos após a cirurgia, ambos os tratamentos resultaram em melhorias semelhantes nas medidas de resultados estudadas (ganho de inserção clínica e redução da profundidade de sondagem).[170]

Stein et al[171]. testaram a eficácia clínica de um novo compósito de cálcio bifásico sintético no tratamento de defeitos intra-ósseos, em comparação com o OFD e a utilização de osso esponjoso autógeno.12 Os resultados dos meses mostraram que os pacientes tratados com o compósito de cálcio bifásico apresentaram uma maior redução da profundidade de sondagem e um aumento do nível de inserção clínica em comparação com o OFD.

Num estudo clínico e histológico, Mazor et al. demonstraram que o sulfato de cálcio bifásico preservou e aumentou o volume do alvéolo e reabsorveu no período de tempo desejado entre a extração e a colocação do implante.

Kutkut e Andreana indicaram que o sulfato de cálcio de grau médico é um excelente material para utilização na regeneração óssea em implantologia dentária. A sua segurança e a sua longa história apoiam ainda mais a sua utilização.[156,157]

Um estudo demonstrou que o tratamento com uma combinação de beta TCP e sulfato de cálcio levou a uma melhoria clínica significativamente favorável nos defeitos intra-ósseos periodontais 2 anos após a cirurgia. Noutro caso cirúrgico relatado, o sulfato de cálcio de grau médico, quando misturado com aloenxerto ósseo desmineralizado liofilizado, revelou-se um enxerto composto biocompatível com a capacidade de fornecer evidência radiográfica de reparação de tecido duro de um defeito intraósseo periodontal.[170]

Foi efectuado um estudo para comparar o sulfato de cálcio com o aloenxerto ósseo liofilizado na preservação das dimensões do rebordo pós-extração e para avaliar a quantidade de formação de novo osso com a remoção do enxerto através de análise histológica. Os resultados indicaram que o sulfato de cálcio é tão eficaz como o aloenxerto ósseo liofilizado na preservação das dimensões do rebordo pós-extração em locais de extração de dentes não molares de raiz única.[171]

Reação adversa:

Lee et al.[171] relataram uma série de 58 casos consecutivos de doentes com lesões ósseas benignas que desenvolveram uma reação adversa ao sulfato de cálcio (OsteoSet). Foi registada uma incidência de 13,8-19,0% de reacções adversas ao OsteoSet. No entanto, os autores não conseguiram identificar quaisquer factores estatisticamente significativos que pudessem prever o desenvolvimento de uma reação. Felizmente, a reação foi essencialmente autolimitada e bastante benigna, exigindo apenas anti-inflamatórios e observação.

Perspectivas futuras:

Com as limitações das fontes de osso autógeno e as preocupações relativas ao osso alógeno, o papel dos substitutos ósseos irá provavelmente aumentar. O desenvolvimento e o fabrico de enxertos de substituição óssea eficazes, seguros e de fácil utilização aumentarão a sua utilização na terapia reconstrutiva oral e maxilofacial e periodontal. Os enxertos de substituição óssea já estão a ser cada vez mais utilizados como adjuvantes das barreiras GTR, numa tentativa de melhorar os resultados com uma técnica combinada.[172]

Os materiais de enxerto aloplástico podem ter a sua maior utilidade como extensores de auto-enxertos, sendo adicionados ao osso autógeno disponível para fornecer um volume total suficiente de material de enxerto. O sulfato de cálcio pode ser utilizado como transportador de factores de crescimento, antibióticos ou outras substâncias. Estes materiais de enxerto são promissores na terapia periodontal, mas estão longe de ser uma panaceia. Clinicamente, não são melhores do que os materiais de enxerto autógenos ou alogénicos, mas como estão facilmente disponíveis e são muito económicos, podem ser amplamente utilizados em países do terceiro mundo. Todos os materiais de enxerto são apenas um aspeto do tratamento de defeitos periodontais infra-ósseos. Mais importante do que o tipo de material de enxerto é a seleção adequada do caso e a gestão cirúrgica apropriada do defeito e da superfície da raiz.[173]

Enxerto de sulfato de cálcio disponível no mercado

a. Capset®, Lifecore Biomedical, Chaska, MN.

b. CalFormaTM Barreira de enxerto ósseo de sulfato de cálcio (modificação)

c. Barreira de enxerto ósseo de sulfato de cálcio Capset® da Lifecore Biomedical.

d. CalMatrix e Allomatrix® (Wright Medical Technology, Inc) e. Osteoset®; Wright Medical Technology, Arlington, TN, EUA f. Fortoss® Vital (Biocomposites, Staffordshire, Reino Unido)

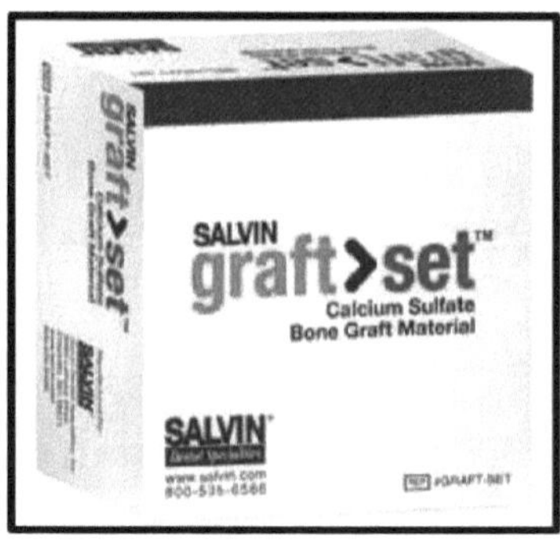

Sulfato de cálcio

7. <u>VIDRO BIOACTIVO</u>:

Na última década, vários tipos de biomateriais/agentes biológicos têm sido utilizados no tratamento de defeitos intra-ósseos profundos[171] . Entre estes materiais de enxerto, um grupo restrito de vitrocerâmicas reactivas à superfície (fosfosilicatos de cálcio e sódio), incluindo o vidro bioativo original (B-G) desenvolvido por Hench e colaboradores no final da década de 1960[172] , tem atraído cada vez mais atenções para a sua aplicação na terapia periodontal e de implantes[173,174] .

O vidro bioativo tem numerosas características, sendo as mais importantes uma história comprovada de biocompatibilidade e a capacidade de atuar rapidamente como mineralizador biomimético, correspondendo às características de mineralização próprias do esqueleto humano[172] .

Um compêndio de dados de Wilson et al[175] , foi o primeiro a documentar a segurança da utilização de B-G e os estudos a longo prazo confirmaram que é bem tolerado em crianças e adultos, A composição química é significativa. Os constituintes são minerais que ocorrem naturalmente no corpo {sílica [$SiO2$ (46,1 wt%)], óxido de sódio [$Na2O$ (24,4 wt%)], óxido de cálcio [CaO (26,9 wt%)] e pentóxido de fósforo [$P2O5$ (2,6 wt%)]}, e as proporções moleculares dos óxidos de cálcio e fósforo são semelhantes às dos ossos,

Existem duas características fundamentais na composição da B-G:

I , Uma relação $CaO/P2O5$ elevada, que torna o B-G nitidamente reativo, Esta relação favorável entre o cálcio e o fósforo demonstrou permitir a libertação de espécies iónicas do material a granel em contacto com fluidos fisiológicos, culminando com a formação de uma camada superficial de apatite hidroxicarbonatada (HCA) num curto espaço de tempo[172] , Estudos de biologia molecular demonstraram que a mudança bioactiva do ciclo celular dos osteoblastos está sob controlo genético,

O B-G, ao dissolver-se, ativa genes que modulam a osteogénese, para estimular as capacidades regenerativas do próprio osso, sem ocorrência de encapsulamento de tecido fibroso, frequentemente encontrado com outros materiais sintéticos, não causando inflamação nem toxicidade. Pelo contrário, as propriedades antimicrobianas são exibidas devido à criação de um ambiente alcalino local e à resistência do material à adesão bacteriana e à formação de biofilme.

envolvidas em infecções relacionadas com implantes, como o Staphylococcus aureus ou o Staphylococcus epidermidis, mas também bactérias conhecidas pelo seu papel nas cáries (Streptococcus mutans) ou na doença periodontal (Porphyromonas gingivalis).[173]

П. Um teor de cerca de 60 mol% de sílica. Há provas de que o teor de sílica desempenha um papel importante na facilidade de fusão do vidro, mas também contribui para a formação de HCA, que eventualmente leva à ligação química direta aos tecidos moles e duros, causando uma forte interface entre estes e as partículas de vidro. Como resultado, a força de ligação interfacial é equivalente ou superior à do osso. Ao contrário do que acontece com os aloplastos não bioactivos, a falha sob tensão mecânica não ocorre na interface, mas sim no osso hospedeiro ou no interior do biomaterial.[174]

Propriedades materiais de B-G, mecanismo de atividade e respostas biológicas[174-178] :

A chave para a reparação regenerativa do osso é:
I) controlam a população de células que são capazes de entrar nas fases activas do ciclo celular;
II) completar a mitose das células com a replicação exacta dos genes (proliferação celular); e III) atingir a diferenciação celular num fenótipo capaz de sintetizar um conjunto completo de proteínas extracelulares que constituem um osteócito maduro.

A investigação sobre a B-G visa, em grande parte, desenvolver uma compreensão fundamental da sua
dissolução e reacções de superfície, juntamente com a resposta do tecido ao material em dissolução. A arquitetura 3D do osso mineralizado é criada por osteoblastos que são expostos a concentrações críticas dos constituintes iónicos solúveis libertados do B-G. São necessários cerca de 17 a 20 ppm de Si solúvel e 88 a 100 ppm de iões Ca solúveis. O mecanismo de atividade da B-G envolve cinco fases iniciais que ocorrem rapidamente na superfície das partículas de B-G: troca iónica inicial de iões alcalinos com iões de hidrogénio do meio líquido, o que aumenta o valor do pH na interface biomaterial-osso para valores >7,4.

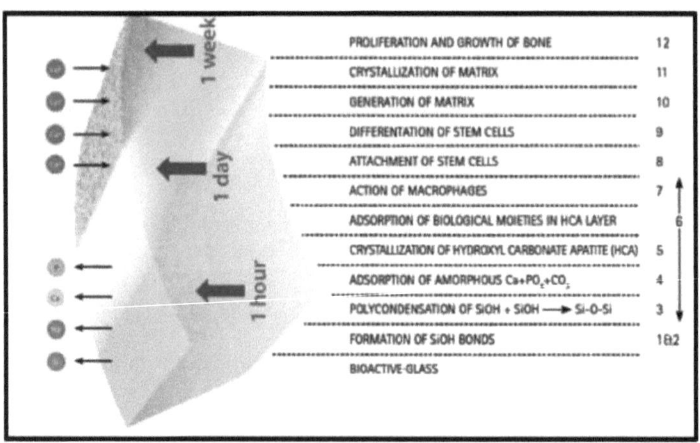

Sequência de reacções interfaciais envolvidas na formação de uma ligação entre B-G e osso.

As primeiras 5 fases têm lugar na periferia de B-G e incluem a libertação de iões alcalinos
(o crescimento bacteriano é inibido em resultado do aumento do pH), juntamente com a formação de
HCA cristalizado. Assim, o material implantado fixa-se no tecido a partir de
passo 6tollin consequência da osteoestimulação e do crescimento ósseo.[172]

(fase 1); dissolução da rede de vidro
(fase 2); polimerização em gel de sílica
(fase 3); e, finalmente, a formação de uma solução sobre-saturada que excede as constantes do produto de solubilidade para uma série de formas minerais, induzindo o crescimento de cristais de HCA.
(fases 4 e 5). Esta fase é química e estruturalmente semelhante à fase mineral do osso humano, permitindo uma aquisição acelerada da

resistência da interface.

O carácter exato das ligações com o tecido hospedeiro não é conhecido, embora tenha sido sugerido que o colagénio do tipo I, os mucopolissacáridos e as glicoproteínas do osso circundante são incorporados na camada de HCA recém-formada. As três primeiras fases ocorrem em paralelo e culminam na libertação de ácido silícico, que se condensa para formar um gel com carga negativa na superfície das partículas. Este gel serve para manter as partículas de vidro numa massa coesa e assemelha-se tanto à matriz de HCA para induzir a diferenciação dos osteoblastos O controlo genético sobre o ciclo celular dos osteoblastos é também exercido pelos produtos de dissolução de B-G, que aumentam ativamente a secreção de matriz osteoide diretamente na superfície dos grânulos. As famílias de genes não regulados e/ou activados estão relacionadas com os segmentos relevantes do ciclo celular, a proliferação e a diferenciação celular. Taxas controladas de dissolução do vidro fornecem a concentração crítica de iões biologicamente activos às células através da solução interfacial. Foi demonstrado que novos

o tecido é remodelado a um ritmo igual ao da dissolução do vidro: quanto mais longa for a dissolução, melhor será a deposição de tecido ósseo e o crescimento.[175]

A ativação genética, a capacidade de regeneração óssea e o elevado nível de bioatividade são exclusivos da B-G quando comparada com a hidroxiapatite sintética (SHA) e qualquer outro aloenxerto, o que mais do que justifica a sua utilização. O nível de efeito biológico de qualquer material é medido pelo Índice de Bioatividade (IB), ou seja, o tempo necessário para que mais de metade da interface se ligue. Qualquer material com um valor de IB superior a 8, como o B-G, ligar-se-á tanto a tecidos moles como a tecidos duros. Materiais como o SHA sintético com valor IB <8 mas >0 ligar-se-ão apenas a tecidos duros). Curiosamente, a B-G pode ser moldada em qualquer forma desejada e está disponível em várias formas: pellets, malha, cones, partículas e pó. As partículas de B-G variam em tamanho de 90 a 710 pm. A reabsorção de partículas de 150 pm ou menos ocorre quando o ácido silícico é libertado. As partículas maiores são incorporadas na matriz óssea em crescimento e acabam por ser decompostas pelos osteoclastos.[176]

APLICAÇÕES CLÍNICAS:

1. Procedimentos de preservação do rebordo alveolar e/ou de reconstrução pré-protética:

Os enxertos ósseos autógenos, uma fonte rica em osteoblastos e células da medula óssea, são considerados como o padrão de ouro em termos de propriedades osteogénicas, mas mesmo esta opção apresenta algumas desvantagens, como a disponibilidade limitada para grandes defeitos ósseos, juntamente com cirurgia adicional, o que prolonga o tempo de operação, a convalescença e a morbilidade do local doador. Além disso, a sua reabsorção pode ser imprevisível e o tecido ósseo do mesmo indivíduo pode ser contaminado por microorganismos quando colhido na cavidade oral.[178]

Os B-Gs são eficazes na provocação de respostas celulares específicas. Outras qualidades distintivas são a capacidade de permanecerem no local onde foram colocados, mesmo com aspiração adjacente, e a hemostase durante a incorporação no osso hospedeiro. Desde a sua introdução, o B-G original foi lançado como PerioGlas® (agora vendido pela NovaBone

Products LLC, Alachua, FL, EUA) para regeneração periodontal, e NovaBone (NovaBone Products LLC) ou Biogran® (BIOMET 3i, Palm Beach Gardens, FL, EUA) usado em cirurgia oral e maxilofacial. Estão também disponíveis outros produtos comerciais baseados em fosfosilicatos de cálcio e sódio derivados da fusão, BonAlive® (BonAlive Biomaterials, Turku, Finlândia) e StronBoneTM (RepRegen Ltd, Reino Unido), para cirurgia reconstrutiva óssea.

Uma das primeiras aplicações comerciais dos B-Gs em medicina dentária foi a prevenção da reabsorção do osso alveolar após a remoção do dente e a manutenção ou melhoria da forma do rebordo ósseo para tratamentos de restauração subsequentes com próteses suportadas por implantes. Os cones radiculares de B-G, colocados em cavidades de extração residuais frescas, bem como em alvéolos artificiais produzidos por divisão óssea de locais de extração anteriores, foram capazes de recriar as dimensões originais do rebordo alveolar antes da cirurgia de implantes dentários[179] .

No procedimento de reentrada 12 meses após a inserção, a formação óssea era claramente visível, comprovando a superioridade deste material em comparação com outros substitutos de enxertos ósseos. Foram realizados vários estudos clínicos que demonstraram resultados consistentes numa variedade de tratamentos alternativos, incluindo a modificação/redução cirúrgica (elevação) do seio maxilar, a regeneração de defeitos ósseos interproximais em terapias periodontais, a aplicação periapical durante a microcirurgia endodôntica, a gestão de defeitos quísticos, bem como procedimentos reconstrutivos para o tratamento da peri-implantite. Todas estas aplicações clínicas têm uma coisa em comum - a eficácia e a eficiência comprovadas para se ligarem ao tecido duro e aumentarem o seu crescimento devido às propriedades osteocondutoras e osteoestimuladoras do vidro.

A osteocondução refere-se à capacidade de suportar a migração do osso a partir das paredes do defeito em direção à porção central do enxerto. O processo através do qual o material bioativo é colonizado por células com potencial osteogénico, designado por osteoestimulação por Schepers e Ducheyne[180] , complementa a osteocondução e acelera assim a cicatrização óssea. A formação de novo osso foi demonstrada histologicamente em defeitos ósseos orais humanos tratados com B-G. Há também provas de que a substituição e a infiltração de tecido ósseo começam aos 4 meses e que todas as partículas de B-G desaparecem completamente aos 16 meses após o procedimento de enxerto. Estas partículas parecem ter uma erosão interna onde as células mesenquimatosas indiferenciadas penetraram e foram estimuladas a diferenciar-se em osteoblastos. Consequentemente, ocorreu formação óssea em múltiplos locais de crescimento, preenchendo rapidamente o defeito ósseo. Este novo osso apresentava as propriedades histológicas e biomecânicas do osso circundante logo 6-7 meses após o enxerto. Para além disso, a histologia revelou raras células inflamatórias e ausência de células gigantes, mesmo à volta das partículas restantes, o que confirmou a biocompatibilidade do B-G.[181]

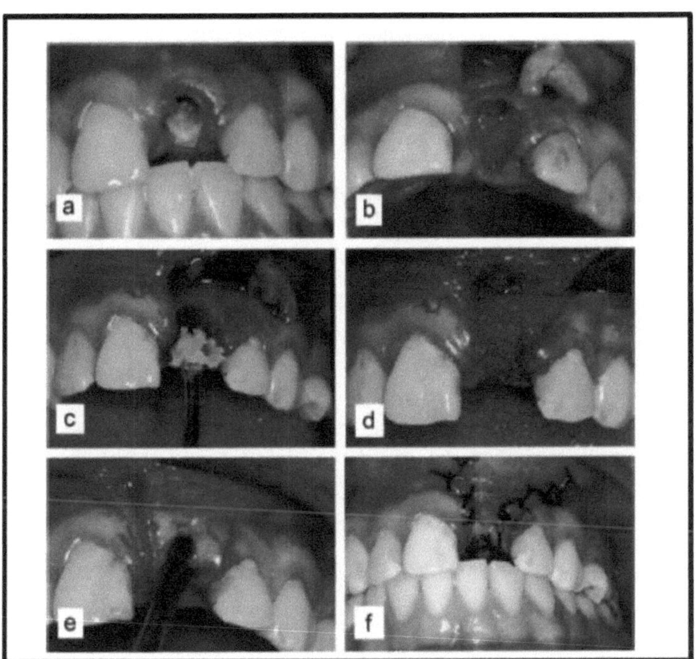

Aplicação clínica de B-G para reconstruir a estrutura do processo alveolar28).

a: Dente a ser extraído. b: Alvéolo alveolar vazio. c: B-G inserido no alvéolo alveolar. d: Alvéolo alveolar preenchido com B-G. e, f: Os bordos do tecido mole soltos para fechar completamente o defeito ósseo (esquerda) e suturados (direita).

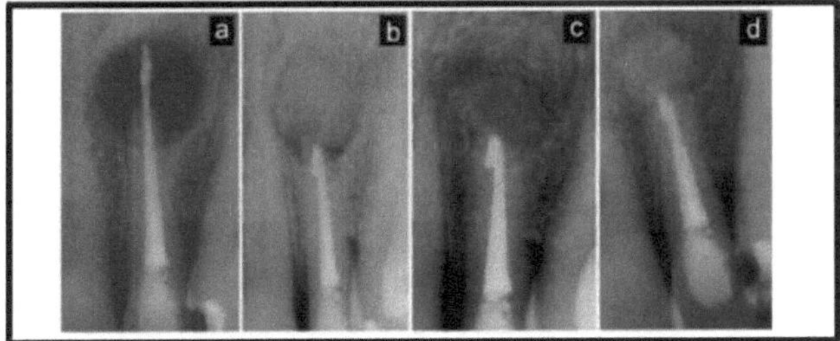

Aplicação clínica da B-G no tratamento da destruição óssea periapical32).

a: Situação radiológica antes da microcirurgia endodôntica. b: Imagem radiográfica de B-G embutido na cavidade óssea imediatamente após a obturação retrógrada. c, d: Avaliação

145

de acompanhamento
após 9 meses (terceira radiografia) e 4 anos (última radiografia).

Tratamento de defeitos periodontais:

A periodontite, uma doença inflamatória crónica grave que afecta o periodonto, é caracterizada pela formação de bolsas de tecido mole ou fendas profundas entre a gengiva e as raízes dos dentes. Se estes locais de deterioração não forem tratados, ocorrerá uma reabsorção progressiva do osso alveolar, resultando na formação de defeitos intra-ósseos ou de furca que precedem o afrouxamento e a subsequente perda dos dentes. Até à data, têm sido utilizadas diferentes modalidades de desbridamento radicular em cirurgia de retalho aberto, bem como terapia regenerativa periodontal com membranas e materiais de enxerto ósseo, incluindo autoenxertos, aloenxertos, xenoenxertos e substâncias sintéticas, com diferentes níveis de sucesso clínico.[181]

Vários estudos clínicos demonstraram melhores resultados com a utilização de B-G em comparação com os métodos de tratamento convencionais. Mengel et al[181] . avaliaram a eficácia de uma membrana reabsorvível e de uma B-G no tratamento de defeitos intra-ósseos profundos em pacientes com periodontite agressiva generalizada. Foram registados resultados clínicos estatisticamente significativos (redução da profundidade da bolsa de sondagem e ganho no nível de fixação relativo) após 6 e 12 meses de pós-operatório. Os resultados aos 5 anos ainda eram óptimos e cada defeito foi preenchido radiograficamente. A conclusão de que os locais tratados com B-G mostraram uma maior tendência de melhoria em comparação com os locais tratados convencionalmente é consistente com os resultados da recente revisão sistemática da literatura

146

efectuada por Sohrabi et al.

O B-G induziu uma resposta de "reparação" (formação de epitélio juncional longo com uma ligação mínima de novo tecido conjuntivo aos dentes e anquilose) em vez de uma verdadeira resposta regenerativa. Consequentemente, o ganho no nível de fixação clínica pode dever-se à ligação química entre a camada de HCA recém-formada e o tecido hospedeiro, bem como à propriedade de ligação ao tecido mole do B-G. Todos os materiais de B-G avaliados nos estudos incluídos pareceram ser biocompatíveis, e não houve relatos de efeitos adversos, tais como alergias ou outras reacções imunológicas, formação de abcessos ou rejeição dos materiais de enxerto.[182]

Como perspetiva futura, a gama de aplicações do B-G poderia ser alargada no âmbito da terapia regenerativa periodontal se este material pudesse ser redesenhado para oferecer também propriedades de criação de espaço em combinação com uma nova geração de membranas orientadoras de tecidos biologicamente activas, espacialmente concebidas e funcionalmente graduadas.

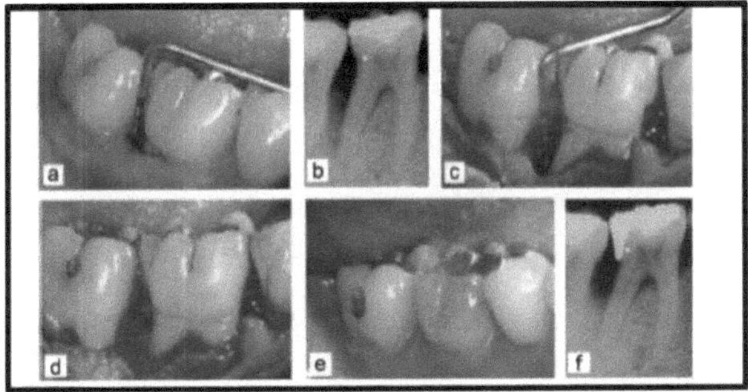

Aplicação clínica do B-G num paciente com periodontite agressiva generalizada.

a, b: Defeito intraósseo antes da cirurgia. O sinal de seta na radiografia indica a cárie cervical distal e a localização da junção cemento-esmalte como ponto de referência. c, d: Situação intra-operatória após a exposição do defeito.

e, f: Situação clínica e radiológica

12 meses após a cirurgia. Além disso, a cárie cervical distal foi tratada com uma nova obturação

Cirurgia de elevação do seio maxilar:

A aplicação de implantes dentários endósseos para suportar substitutos artificiais de dentes evoluiu para uma alternativa viável aos procedimentos protéticos convencionais. De um modo geral, a presença de osso alveolar com volume e/ou densidade suficientes é considerada um pré-requisito para a colocação de implantes, osteointegração e suporte de carga. Após a perda de um dente, o rebordo alveolar maxilar é afetado por uma extensa reabsorção vestíbulo-lingual e/ou apico-oclusal e a sua substância óssea trabecular sofre intensos processos de remodelação, incluindo o alargamento do seio maxilar.

Com o desenvolvimento da implantologia oral, uma modificação/redução cirúrgica desta estrutura anatómica, denominada elevação do seio maxilar, tornou-se uma solução popular para aumentar a altura vertical do osso, permitir a colocação fiável de implantes e obter estabilidade primária no maxilar atrófico posterior. Tem como objetivo regenerar o osso no bordo inferior da cavidade do seio e é frequentemente conseguido utilizando materiais de enxerto que são colocados dentro de um espaço sub antral criado entre o rebordo alveolar residual e o revestimento membranoso elevado do seio maxilar. Vários substitutos ósseos têm sido utilizados isoladamente ou como adjuvantes do osso autógeno para procedimentos de aumento do seio maxilar. Afirma-se que a adição de materiais osteocondutores pode expandir o volume do enxerto, induzir a formação de novo osso denso e evitar a reabsorção prematura no local do aumento. O enxerto de maxila com enxertos compostos de grânulos de B-G e lascas de osso autógeno demonstrou ser tão bom como o tratamento apenas com osso autógeno, produzindo a mesma qualidade e volume de tecido mineralizado quando é permitido um período de cicatrização razoável (5-6 meses).[180]

A formação óssea em defeitos preenchidos com um determinado substituto ósseo osteocondutor, como o B-G, tem origem nas margens do defeito e prossegue até uma determinada distância, mas não necessariamente em todo o espaço do defeito. Os grânulos de B-G começam a ser reabsorvidos no pós-operatório, enquanto o novo osso se forma dentro e à volta deles, sendo improvável que os restos de vidro interfiram com a dinâmica óssea na interface implante-osso após a instalação dos acessórios, quer em simultâneo com o procedimento de elevação, quer numa segunda fase após a cicatrização do local enxertado, foi demonstrado que o B-G é capaz de produzir mais osso novo. Foi levantada a hipótese de que estas células se diferenciam rapidamente em osteoblastos e começam a depositar tecido ósseo recém-formado no interior das partículas de dissolução erodidas. Este tecido ósseo formado internamente não está necessariamente ligado ao tecido ósseo circundante e funciona como um local de nucleação para posterior reparação óssea. Os eventos de dissolução com substituição por osso e medula óssea através de osteocondução continuam com o tempo, até que praticamente todos os grânulos B-G tenham desaparecido. Assim, forma-se novo osso numa área onde aparentemente não existia osso pré-existente.[181]

Produto disponível no mercado:

a. PerioGlas® (Block Drug Co., NJ, EUA)

b. PerioGlas® Plus (Block Drug Co., NJ, EUA)

c.Capset (Lifecore Biomedical, Chaska, MN)

d.Biogran™ (Orthovita Inc., Malvern, PA, EUA)

e.Unigraft® (Unicare Biomedical Inc., Laguna Hills, CA, EUA)

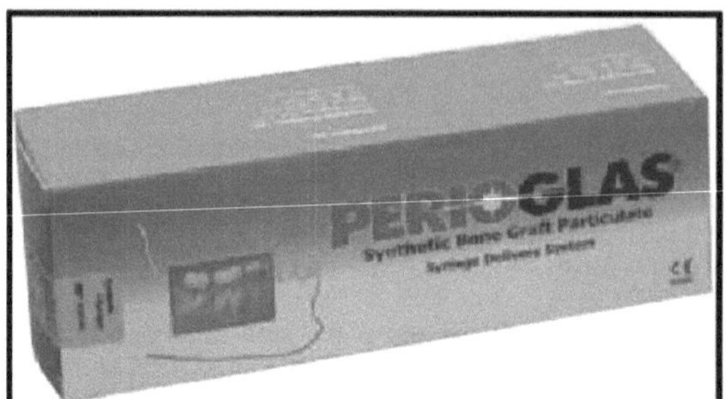

8. __SUSPENSÃO OLEOSA DE CAOH2__:

O hidróxido de cálcio (CaOH2) é um produto da cal apagada da cal viva (CaO) e é amplamente utilizado em endodontia, combinado com vários para procedimentos de capeamento pulpar indireto e direto e como material de obturação radicular temporário, onde demonstrou apoiar a reparação de tecidos duros.[183]

Produto disponível no mercado: a.OCHS; Osteoinductal®, Osteoinductal GmbH, Munique, Alemanha.

Esta formulação contém, para além de CaOH2, cadeias líquidas e sólidas de hidratos de carbono e vários ácidos gordos (por exemplo, oleico, palmitoleínico, gadoleínico, margarina, pentadecano, mirístico, linolénico, esteárico, araquídico, láurico) esterificados com glicerol, enquanto a parte oleosa é constituída por um produto natural de origem suína, oleum pedum e vaselinum album. Os resultados de estudos-piloto efectuados por Schwarz et al. 1998[184] em animais experimentais sugerem que o OCHS pode acelerar a cicatrização óssea e promover a regeneração periodontal. Num estudo em ratos, compararam a cicatrização em alvéolos de extração preenchidos com OCHS com a cicatrização em alvéolos não tratados para servirem de controlo. Os autores referiram que, após um mês de cicatrização, as cavidades previamente preenchidas com OCHS apresentavam quantidades de preenchimento ósseo estatisticamente mais elevadas do que os controlos. Em cães, foram produzidos defeitos periodontais intra-ósseos de três paredes bilateralmente e foram tratados aleatoriamente com cirurgia de retalho de acesso e aplicação de OCHS ou apenas com cirurgia de retalho de acesso. Após 2 meses de cicatrização, foram observadas maiores quantidades de osso regenerado e cemento recém-formado nos locais tratados com OCHS do que nos locais de controlo, nos quais a cicatrização foi predominantemente caracterizada pela formação de um longo epitélio juncional ao longo da superfície radicular previamente desnudada e apenas uma regeneração óssea mínima (Schwarz et al.1998).

Em contraste com os relatórios anteriores, Stavropoulos et al. 2007[185] demonstraram claramente, num estudo experimental em ratos, que o OCHS não promove a formação óssea quando utilizado como adjuvante da ROG, mas, pelo contrário, pode dificultá-la. Também foi indicado que a utilização da suspensão de hidróxido de cálcio. Osteoinductal tem um efeito prejudicial na cicatrização de feridas e na osseointegração de implantes dentários e não pode ser recomendado para utilização com implantes dentários. Um estudo in vitro indicou que o Osteoinductal melhora a resposta mitogénica das células PDL humanas através da ativação de ERK1/2 e aumenta a proliferação celular; no entanto, é inferior em comparação com o EMD. Estudos clínicos recentes demonstraram que uma suspensão oleosa de hidróxido de cálcio, aplicada na superfície da raiz em conjunto com a terapia periodontal cirúrgica, pode promover a regeneração periodontal. A OCHS resultou em reduções estatisticamente significativas da profundidade das bolsas e em ganhos no nível de fixação clínica mais elevados do que a cirurgia de retalho de acesso isolada. Também foi demonstrado que a aplicação tópica subgengival de uma suspensão oleosa de hidróxido de cálcio (Osteoinductal) após a terapia periodontal não cirúrgica melhorou a cicatrização precoce das feridas periodontais. A aplicação de Osteoinductal resultou numa melhoria significativamente maior dos índices gengivais e de hemorragia nos locais experimentais em comparação com os locais de controlo nos exames de 1, 2 e 3 semanas. Além disso, não foram registados efeitos secundários como inflamação ou dor nos locais submetidos à aplicação de Osteoinductal por Kasaj et al. 2006.

9. <u>GRÂNULOS POROSOS DE TITÂNIO</u> :

Recentemente, foi proposta a utilização de um substituto ósseo osteocondutor não reabsorvível na estabilização de próteses da anca por Alffram et al. 2007, em ligação com a cirurgia de fracturas por compressão no planalto tibial lateral, em casos com grandes cavidades quísticas e em doentes planeados para aumento do fundo do seio antes ou em conjunto com a colocação de implantes dentários e no tratamento cirúrgico de defeitos ósseos peri-implantares por Bergmann 2010.[186]

Produto disponível no mercado:

a.Tigran™ PTG (Natix, Tigran Technologies AB, Malmo, Suécia)

Trata-se de grânulos porosos de forma irregular, fabricados com titânio comercialmente puro. Os grânulos têm entre 0,7 mm e 1,0 mm. Quando são misturados com o sangue do doente ou com uma solução salina, os grânulos ligam-se uns aos outros devido à força capilar. A superfície de titânio é muito trombogénica, o que facilita a formação de coágulos sanguíneos estabilizadores à volta dos grânulos. Os grânulos, que têm uma porosidade de cerca de 80% e uma estrutura de superfície osteocondutora, imitam as propriedades do osso humano e criam um suporte para a geração de osso que estimula a colonização de osteoblastos e a osteointegração. Os grânulos não são reabsorvíveis e mantêm o seu volume durante a operação e todo o período de cicatrização, o que garante estabilidade mecânica e um resultado estético desejado. O Tigran™ PTG é fácil de utilizar. Não são necessárias ferramentas especiais. Quando a osseointegração estiver concluída, são utilizadas técnicas de perfuração comuns quando é necessário colocar um implante na área tratada. Os grânulos de titânio não endurecem (ou seja, não há risco de lesão por calor no osso) e podem, por isso, ser manuseados sem pressão de tempo durante a cirurgia por Jonsson e Mjoberg 2009.[187]

Foi demonstrado experimentalmente que os grânulos de titânio poroso da Tigran têm propriedades microestruturais superiores (porosidade, interconectividade, tamanho dos poros abertos e relação área de superfície/volume), viabilidade celular e taxa de proliferação em comparação com a Straumann Bone Ceramic e a Geistlich Bio-Oss. O exame histológico num modelo animal revelou, 6 meses após a implantação, a formação de osso lamelar através do manto de grânulos porosos de titânio em continuidade com o córtex circundante, resultando na formação de um manto integrado de osso e granulado de titânio à volta da prótese, por Turner et al. 2007.[183]

Quando utilizados em defeitos calibrados preparados nas tíbias de coelhos da Nova Zelândia, tanto os grânulos de titânio poroso metálico como os oxidados demonstraram propriedades osteocondutoras que podem ser utilizadas para promover a formação óssea em defeitos ósseos adjacentes a implantes de titânio sem prejudicar a osseointegração do implante por Wohlfahrt et al. 2010a. Não foram observados sinais significativos de eventos adversos em nenhum dos grupos de tratamento por Wohlfahrt et al. 2010. Não existem atualmente ensaios clínicos aleatórios disponíveis sobre a eficácia dos grânulos de titânio poroso no tratamento de defeitos periodontais.

Granulado de titânio poroso

PRINCÍPIOS DO ENXERTO ÓSSEO [187]

1. Colher os ossos em zonas que lhe são familiares

2. Contornar o enxerto ósseo para o adaptar ao defeito

3. Fixar o enxerto ósseo no defeito sem tensão

4. Assegurar a imobilização absoluta; zonas estáticas vs zonas dinâmicas.

5. Distinguir entre enxertos de crianças e enxertos de adultos

6. Evitar sítios contaminados

7. Não deixar o enxerto exposto

8. Assegurar uma irrigação sanguínea adequada do enxerto

9. Não comprometer

10. Avaliar periodicamente a evolução do enxerto.

REQUISITOS IDEAIS PARA OS ENXERTOS ÓSSEOS E SEUS SUCEDÂNEOS[188] :

1. Aceitabilidade biológica

2. Previsibilidade

3. Viabilidade clínica

4. Risco operatório mínimo

5. Sequelas pós-operatórias mínimas

6. Aceitação dos doentes

1. **Objectivos dos enxertos ósseos**:

Os objectivos dos enxertos ósseos periodontais são:

1) Redução da profundidade de sondagem,

2) Ganho de ligação clínica,

3) Preenchimento ósseo do defeito ósseo e

4) Regeneração de novo osso, cemento e ligamento periodontal

Os estudos clínicos e os relatos de casos fornecem informações valiosas relativamente aos três primeiros objectivos. O último objetivo requer uma análise histológica para verificar

Os enxertos ósseos ajudam a induzir a formação de novo osso?

Bowers et al[189] . Estudaram esta questão comparando a cicatrização de defeitos intra-ósseos com e sem a colocação de aloenxertos ósseos liofilizados descalcificados em defeitos periodontais humanos.

Estes defeitos foram submersos por cobertura completa com retalhos de tecido mole. A regeneração periodontal em 30 defeitos enxertados e 19 não enxertados foi medida utilizando o nível mais apical de cálculo na superfície da raiz como marcador de referência. Os resultados indicaram que a regeneração era possível com e sem enxertos ósseos no ambiente submerso. Nos locais enxertados, no entanto, foi encontrado mais aparelho de fixação novo do que nos locais não enxertados. Além disso, a frequência da regeneração foi maior nos locais enxertados do que nos não enxertados. As suas descobertas sugerem fortemente que os enxertos ósseos têm de facto um efeito indutor no periodonto. No entanto, esta questão continua a ser controversa. Há poucas indicações de que os enxertos ósseos induzam a formação de novo osso ou estimulem a fixação do tecido conjuntivo aos dentes. Estes modificadores biológicos regulam a proliferação celular, a migração e a síntese da matriz e, em modelos animais, demonstraram melhorar a regeneração em defeitos periodontais.

2. Vantagens da enxertia:

1. A regeneração do aparelho de inserção é possível; a reconstrução de osso, cemento e ligamento periodontal perdidos foi adequadamente documentada com materiais de enxerto autógenos e alogénicos.

2. Através da reconstrução do periodonto, é possível reverter o processo da doença.

3. O aumento do suporte dentário, a melhoria da função e a melhoria da estética são resultados concomitantes de uma terapia de enxerto ósseo bem sucedida.

4. Aplicação a todas as categorias de defeitos intra-ósseos e a certos defeitos de furca. Isto contrasta com outras formas de terapia regenerativa.

5. Os objectivos terapêuticos idealistas podem ser alcançados com o advento de factores de crescimento para aumentar o potencial osteogénico dos materiais de enxerto actuais ou futuros, de modo a que a reversão completa da doença seja um objetivo realista.[17]

3. Desvantagens da enxertia:

Mcllonig apresentou as seguintes desvantagens da enxertia[32] ;

1. Aumento do tempo de tratamento

2. Tratamento pós-operatório mais longo

3. Os auto-enxertos requerem dois locais

4. Aumento dos cuidados pós-operatórios

5. Variabilidade na reparação e previsibilidade

6. Necessidade de terapia em várias etapas - cirurgias secundárias

7. Maior despesa

8. Disponibilidade de material de enxerto

CICATRIZAÇÃO DE ENXERTOS ÓSSEOS:

Para que um enxerto ósseo removido de um local dador e colocado num leito recetor assuma a função desejada e sobreviva, tem de cicatrizar. Muitos factores influenciam a rapidez deste processo de cicatrização, também designado por regeneração óssea. A biologia do processo de cicatrização é

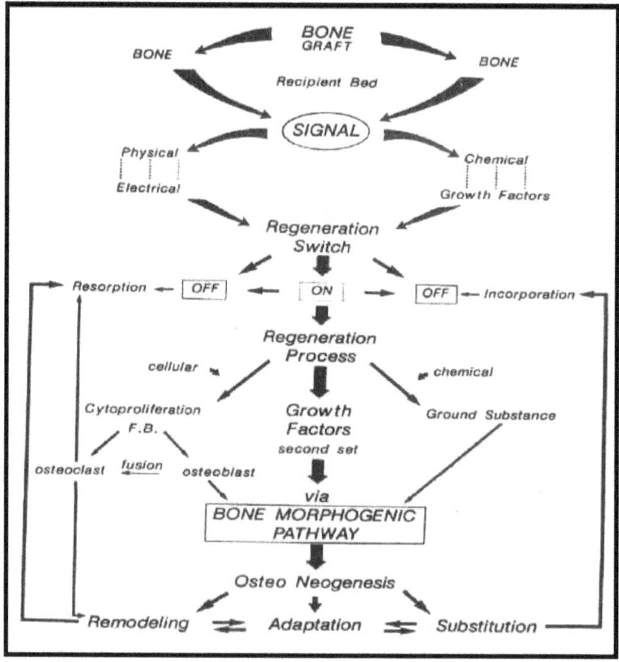

Sequência por que passa um enxerto ósseo antes de ser ativado o processo de cicatrização. O processo pode ser

semelhante ao de outras formas de enxertos.

A osteogénese e a osteocondução são os dois principais mecanismos primários pelos quais os enxertos ósseos são absorvidos; a osteoindução também desempenha um papel importante. A osteogénese desempenha um papel importante nos enxertos vascularizados, em que o fornecimento de sangue é mantido por um pedículo vascular ou por uma anastomose microvascular. No caso dos enxertos não vascularizados, estes cicatrizam através de uma rápida vascularização a partir dos tecidos circundantes. Nos enxertos livres, a cicatrização óssea ocorre através de um processo denominado osteocondução, no qual os vasos sanguíneos crescem dos tecidos circundantes para o enxerto e utilizam-no como suporte para a deposição de osso novo, à medida que o osso morto vai sendo reabsorvido. Este processo é designado por substituição rastejante.[182]

O processo de cicatrização difere entre o osso cortical e o osso esponjoso. No osso cortical, inicialmente, após o enxerto, há uma resposta inflamatória intensa, depois, durante a segunda semana, esta inflamação é substituída pela proliferação de fibroblastos e osteoclastos à volta da periferia do enxerto. Isto está associado à autólise osteolítica do tecido no interior do canal haversiano e dos espaços medulares. Os vasos invasores revascularizam o osso esponjoso em 2 semanas. As células que revestem o enxerto, que são trazidas dos vasos sanguíneos ou diferenciadas a partir das células mesenquimatosas, diferenciam-se em osteoblastos e começam a depositar osteoides em redor do osso antigo. O osso necrótico que sofreu autólise osteolítica é gradualmente reabsorvido pelos osteoclastos e o osso é substituído por osso novo.[185]

Em contrapartida, os enxertos corticais vascularizam-se mais lentamente do que os enxertos esponjosos. Normalmente, demora 1-2 meses. O novo vaso que cresce na área tem de seguir os canais haversianos e os canais de Volkmanns. O osteoclasto começa a reabsorver a periferia do sistema haversiano. Os osteoblastos chegam então e depositam osso no local onde ocorreu a reabsorção. A reabsorção e a produção de osteoide ocorrem simultaneamente com a revascularização. A área revascularizada é reabsorvida e substituída por novo osso viável. Nos enxertos de osso cortical, as áreas de osso não vascularizado parecem ficar isoladas da atividade osteoclástica e permanecem como ilhas de osso necrótico dentro do osso viável[186] .

A cicatrização óssea pode ser classificada como,

1. Primário (direto)

2. Secundário (indireto).

1. **CURA PRIMÁRIA**:

Ocorre sem a formação de calo, como acontece com as transferências vascularizadas ou em fracturas, onde a aposição óssea é conseguida com placas de compressão. A consolidação óssea indireta ocorre através do processo de osteocondução, osteoindução ou uma combinação de ambos os processos.

Reparação óssea primária - É frequentemente observada no tratamento de fracturas craniofaciais. A utilização de placas e parafusos para a fixação de fracturas foi relatada pela primeira vez por um cirurgião alemão Hansmann em 1886[187] . Baseia-se no conceito de que a consolidação óssea ocorre sob compressão axial e não sob tensão. Os princípios de redução meticulosa, compressão axial, fixação rígida e reabilitação precoce foram aplicados ao esqueleto craniofacial. O resultado foi a diminuição da incidência de mal-união, não-união e imobilização prolongada.

A cicatrização primária do osso está associada a uma reação inflamatória ligeira nos tecidos moles e nos espaços medulares. Observa-se um hematoma mínimo ou inexistente. Está associada à formação de osteoclastos activos na junção dos segmentos vivos e necróticos do esqueleto. Os osteoclastos reabsorvem a matriz óssea formando cones cortantes que atravessam os segmentos ósseos fracturados ao longo dos canais haversianos. Novos osteões são depositados imediatamente atrás dos cones de corte e atravessam a área fracturada acompanhados por novos vasos sanguíneos. O novo osso é depositado como osso tecido imaturo e é remodelado durante um período de meses para osso lamelar com reparação completa dos segmentos ósseos fracturados. O periósteo desempenha um papel importante, fornecendo células osteoprogenitoras e células mesenquimatosas não comprometidas, num processo semelhante à ossificação intramembranosa embrionária. Pensa-se geralmente que, em circunstâncias normais, a ossificação intramembranosa resultante da estimulação periosteal pode levar a uma reparação bem sucedida de defeitos até metade do diâmetro do osso.[189]

2. CURA INDIRECTA/CURA SECUNDÁRIA:

Três propriedades afectam o sucesso ou o fracasso do enxerto.

a)   Osteogénese

b)   Osteocondução

c)   Osteoindução.

OSTEOGÉNESE:

O enxerto tem a propriedade de produzir osso novo, o que depende da presença de células ósseas vivas no enxerto. Os materiais de enxerto osteogénico contêm células viáveis com a capacidade de formar osso ou com o potencial de se diferenciarem em células formadoras de osso. Estas células, que participam nas fases iniciais do processo de cicatrização para unir o enxerto ao osso hospedeiro, devem ser protegidas durante o procedimento de enxerto para garantir a sua viabilidade.[182]

OSTEOCONDUÇÃO:

É a propriedade física do osso de servir de suporte para uma cicatrização óssea viável. A osteocondução também permite o crescimento da neovasculatura e a infiltração de células precursoras osteogénicas no local do enxerto. Estas propriedades encontram-se em autoenxertos esponjosos, aloenxertos, matriz óssea desmineralizada, hidroiopatite, colagénio e fosfato de cálcio.

OSTEOINDUÇÃO:

É a capacidade do enxerto para induzir as células estaminais a diferenciarem-se em células ósseas maduras. Este processo está associado à presença de factores de crescimento ósseo no material de enxerto como um suplemento ao enxerto ósseo.

As proteínas morfogenéticas ósseas e a matriz óssea desmineralizada são os principais materiais osteoindutores. [182185]

CASCATA DE INDUÇÃO ÓSSEA:

A cascata de indução óssea foi segregada em fases proeminentes. A fase inicial envolve a proliferação mesenquimal. Trata-se de uma acumulação de células mesenquimais primitivas estimulada por factores de crescimento e é fundamental para a osteocondução. A segunda fase envolve a diferenciação destas células mesenquimais primitivas em condroblastos e condrócitos para a osteoindução da matriz cartilaginosa. A segunda fase termina quando os vasos sanguíneos invadem a cartilagem recém-formada. A terceira e última fase é a diferenciação mesenquimal em osteoblastos e osteócitos, seguida da produção de osso e medula óssea.[190]

A desmineralização é um pré-requisito para a expressão do potencial osteocondutor da matriz óssea, uma vez que a implantação de matriz mineralizada resulta na formação de células gigantes multinucleadas, mas sem indução óssea. O osso desminearizado possui maiores propriedades osteocondutoras do que o osso mineralizado, porque os minerais impedem a libertação de factores indutores. A desminearlização permite o acesso das células responsivas circundantes aos factores indutores do osso, aumentando assim o potencial indutor.

FASE I: QUIMIOTAXIA E PROLIFERAÇÃO DE CÉLULAS MESENQUIMAIS (DIAS 0-4):

Imediatamente após a implantação de DBM, forma-se um coágulo sanguíneo que produz uma rede de fibrina. A agregação de plaquetas liberta múltiplos factores de crescimento, como o TGF e o PDGF, e a fibronectina plasmática liga-se à matriz implantada. O TGF tem vários efeitos que promovem a indução óssea, incluindo a estimulação da produção de outros factores de crescimento índutores de osso, a promoção da produção de vários componentes do osso e da cartilagem e a quimiotaxia e proliferação dos osteoblastos. O PDGF é um mitogénio proeminente para as células do tecido conjuntivo e também desempenha um papel na regulação do crescimento e da diferenciação celular. Os péptidos de fibronectina têm também efeitos quimiotácticos potentes e talvez mitogénicos. Por conseguinte, no primeiro minuto após a implantação, a cascata de indução óssea foi iniciada através da libertação de vários factores quimiotácticos e mitogénicos.[191]

Durante as 18 horas seguintes, verifica-se uma chegada e acumulação quimiotáctica de células inflamatórias, como os PMNL. Verifica-se também a libertação de colagenase e elastase, produzindo factores quimiotácticos bem conhecidos, como os péptidos de colagénio e fibronectina. O estímulo quimiotático iniciado no primeiro minuto após a implantação sofreu, assim, uma amplificação significativa durante as horas seguintes após a implantação.[192]

Após a formação do coágulo sanguíneo e a inflamação, há um período de 2 dias de quimiotaxia das células mesenquimatosas semelhantes a fibroblastos, um processo em grande parte impulsionado pelos peptídeos proteolíticos e factores de crescimento acima mencionados. As células mesenquimais chegam e subsequentemente fixam-se à matriz implantada. Esta interação é mediada pela fibronectina e outras proteínas de adesão celular. À medida que o processo quimiotático se aproxima da sua conclusão, são observadas duas actividades:

1) A síntese de proteínas e ácidos nucleicos é iniciada para preparar a proliferação celular que se segue;

2) Uma maior amplificação da cascata de indução óssea ocorre através da libertação de factores de crescimento adicionais.

As células mesenquimais semelhantes a fibroblastos proliferam depois durante o 3º e 4º dias pós-implantação. Mais uma vez, esta proliferação é largamente impulsionada pelos efeitos mitogénicos dos factores de crescimento previamente libertados. Há uma incorporação associada de H-timidina no ADN celular (um processo molecular tipicamente observado em períodos de mitogénese celular) e uma síntese associada de colagénio de tipo III (um colagénio fibrilar caraterístico do mesênquima). A interação estreita entre a matriz implantada e as células mesenquimatosas continua a desenvolver-se, e um sinal transduzido entre a matriz e a superfície celular parece iniciar a diferenciação das células mesenquimatosas. Este passo marca a transição para a segunda fase da indução óssea, a diferenciação das células mesenquimatosas em cartilagem. Burchardt e Ennekin compararam a incorporação de enxertos ósseos esponjosos e corticais e observaram um processo inflamatório inicial idêntico, seguido da acumulação de células semelhantes a fibroblastos em ambos. Assim, parece que esta fase inflamatória inicial e a subsequente acumulação de células mesenquimatosas é um passo inicial universal na cascata de indução óssea.[193]

FASE II: DIFERENCIAÇÃO DE CÉLULAS MESENQUIMAIS EM CARTILAGEM (DIAS 5-9)

Cinco dias após a implantação da matriz óssea, são observadas as primeiras células e marcadores moleculares indicativos da diferenciação da cartilagem. Histologicamente, os condroblastos são observados no Dia 5, marcando o início da fase de diferenciação. A incorporação de SO4 em proteoglicanos específicos da cartilagem e a localização imunofluorescente do colagénio tipo II (o principal colagénio fibrilar da cartilagem) coincidem com esta histologia.[189]

No 7º dia, os condrócitos são evidentes e há mais síntese e secreção de matriz cartilaginosa. No dia 9, observa-se o padrão típico de maturação da cartilagem descrito na formação óssea endocondral. Há hipertrofia dos condrócitos, erosão da matriz cartilaginosa interveniente e mineralização das trabéculas da matriz remanescente. São observados os marcadores moleculares adequados de aumento da incorporação de Ca e aumento da atividade da fosfatase alcalina. Finalmente, ocorre a invasão vascular da cartilagem recém-formada. Isto é observado histologicamente e é também acompanhado pela deteção de colagénio tipo IV, laminina e fator VIII (todos componentes comuns dos vasos sanguíneos). Esta invasão vascular marca a transição da fase de diferenciação da cartilagem para a fase final de indução óssea, a diferenciação dos precursores osteogénicos em osso.[190]

Tem sido geralmente aceite que a formação de osso endocondral com a produção de um intermediário cartilaginoso é, pelo menos, um componente da cura natural das fracturas. Num modelo de fratura de rato, um grupo de investigadores observou a formação de osso endocondral e demonstrou numerosos paralelos com a cascata de indução óssea da DBM. Estes paralelismos incluíram a condensação de células mesenquimatosas nas extremidades da fratura no dia 3, a diferenciação de células mesenquimatosas em cartilagem no dia 5 e a invasão vascular do intermediário da cartilagem nos dias 9 a 11. A diferenciação óssea e a formação de osso começaram depois disso.[180]

O calo primário envolveu a produção direta de osso através da ossificação membranosa, enquanto o calo indutivo envolveu a produção indireta de osso através da formação de osso endocondral. Foram propostas duas fontes distintas de células osteoprogenitoras que conduzem a esta resposta de dois calos. Ao comparar a cascata de indução óssea da DBM, a consolidação de fracturas e o enxerto ósseo, surgiu um tema geral. Em cada uma destas situações, foi demonstrada a formação de osso endocondral. Um dos primeiros objectivos da cicatrização óssea, em qualquer contexto, é a restauração da estabilidade, e a fibrocartilagem tem propriedades únicas de dilatação que lhe conferem capacidades estabilizadoras consideráveis. Os proteoglicanos específicos da cartilagem têm longas cadeias de glicosaminoglicanos com sulfato de condroitina e sulfato de queratano carregados negativamente. Estes resultam em grandes domínios aquosos que proporcionam estabilidade mecânica a um calo em desenvolvimento, aumentando a sua pressão intrínseca. Por conseguinte, parece que esta cartilagem não é apenas um intermediário no processo de formação óssea, mas também fornece uma função estrutural importante para a massa de fusão em curso[181]

FASE III: DIFERENCIAÇÃO DE CÉLULAS MESENQUIMAIS EM
OSSO (DIAS 10-21)

Dez dias após a implantação de DBM, observam-se os primeiros osteoblastos e observa-se a formação de novo osso na superfície da matriz de cartilagem calcificada remanescente. Estes eventos celulares estão associados a processos moleculares consistentes com a formação óssea, incluindo a síntese de colagénio tipo I (o principal colagénio fibrilar do osso), a síntese de proteoglicanos específicos do osso e um pico na incorporação de Ca e na atividade da fosfatase alcalina. Entre os dias 12 e 18, observam-se histologicamente osteoclastos multinucleados que iniciam o processo de remodelação óssea. Os osteoclastos e osteoblastos trabalham em conjunto para substituir gradualmente o osso inicial e a cartilagem calcificada restante por ossículos ósseos puros.[182] Os processos moleculares esperados de aumento da atividade enzimática lisossomal e libertação de colagenases e proteases são observados em simultâneo. Ao 21º dia, ocorre a diferenciação da medula óssea e o aparecimento de linhagens eritrocíticas, granulocíticas e megacariocíticas.

A cascata de indução óssea da DBM é um processo passo-a-passo altamente estruturado, impulsionado por factores de crescimento, com múltiplos pontos de amplificação e regulação. A incorporação do enxerto ósseo é complexa, com dois processos, incluindo a reabsorção necrótica do enxerto e a revascularização do enxerto, que ocorrem em simultâneo com a cascata de indução óssea. Os autores demonstraram elegantemente essa diferença temporal quando compararam as características de incorporação do enxerto de osso esponjoso e cortical. Primeiro, descreveram os passos iniciais universais da indução óssea em cada tipo de enxerto.

Isto incluiu a formação de um coágulo sanguíneo, a acumulação de células inflamatórias e a quimiotaxia de fibroblastos (Semana 1). [189]

A 2ª semana de atividade de reabsorção dos osteoclastos e de autólise dos osteócitos é também idêntica em cada tipo de enxerto. É nesta altura, no entanto, que se verificam diferenças entre os enxertos esponjosos e corticais. O osso esponjoso tipicamente revascularizou dentro de 2 semanas após a implantação, enquanto os enxertos corticais precisaram de 2 meses para a revascularização completa. O osso esponjoso é inicialmente reforçado pela formação de novo osso e ganha progressivamente mais força à medida que a cascata de indução óssea avança. O osso cortical, por outro lado, perde grande parte da sua integridade estrutural inicial durante os primeiros 6 meses, devido ao processo de reabsorção osteoclástica acima mencionado. Como a formação óssea continua, esta força é gradualmente recuperada durante o segundo período de 6 meses. Por fim, os enxertos esponjosos são tipicamente completamente remodelados (todo o enxerto é reabsorvido e substituído por osso novo), enquanto os enxertos corticais são frequentemente incompletamente remodelados durante muitos meses (permanecem várias bolsas de enxerto necrótico). Estas observações ilustram assim um desfasamento temporal geral na cascata típica de incorporação do enxerto ósseo quando se utiliza um enxerto cortical mais compacto. [191]

OS VÁRIOS FACTORES QUE DESEMPENHAM UM PAPEL IMPORTANTE NO ENXERTO ÓSSEO SÃO

1) **Papel das proteínas indutoras de osso**:

O conceito de que existe uma substância no osso que pode induzir a formação de novo osso foi reconhecido por Marshall Urist em 1965[170] quando observou que se tinha formado um novo ossículo após a implantação de matriz óssea desmineralizada numa bolsa muscular em ratos.191 Uma vez que a matriz óssea desmineralizada tinha a capacidade de induzir a formação de osso, foram realizados estudos para identificar as macromoléculas na matriz que possuíam atividade osteogénica ou morfogénica. Na década de 1980, descobriu-se que as proteínas não colagénicas induziam a formação óssea. A hipótese da proteína morfogenética óssea pressupõe que as BMP são libertadas de um agregado supramolecular de NCP no processo de renovação óssea normal ou em resposta a lesões ou transplantes. Na vida pós-fetal, independentemente da procura, sob a influência do morfogénio embrionário, o osso é continuamente renovado e regenerado sem falhas. A formação óssea induzida por BMP ocorre consistentemente em locais heterotópicos em ratos e ratazanas, mas não ocorre em cães, macacos e seres humanos. É modulada por outras condições desconhecidas.[192]

BMP é o nome genérico das glicoproteínas morfogenéticas ósseas que podem ser extraídas da matriz óssea com agentes caotrópicos, tais como cloridrato de guanidina 4 M, ureia 6 M em cloreto de cálcio 5 M ou etilenoglicol numa solução aquosa mista. A quantidade de BMP na matriz óssea é pequena, inferior a Imicrogramas por Kg. É difícil purificar a Hbmp até à homogeneidade porque, em meio aquoso, forma agregados insolúveis consigo própria e com outros NCP que estão presentes em quantidades muito maiores do que a BMP na matriz óssea.

Foram identificadas 13 moléculas individuais; sabe-se que as BMP 2,4 e 7 desempenham um papel crítico na cicatrização óssea através da sua capacidade de estimular a diferenciação de células mesenquimatosas para a linhagem osteocondroblástica

. Mecanismo de sinalização da proteína morfogenética óssea - Os receptores BMP na superfície celular são constituídos por proteínas serina-treonina-quinase de tipo I e II. Esta proteína recetora é exclusiva da superfamília de factores de crescimento TGF beta, incluindo as BMP. A ligação do ligando aos receptores transmembranares serina-treonina-quinase de tipo I e II resulta na formação de um complexo heterotetrâmero e na ativação da cascata de sinalização. Imediatamente após a ligação, a quinase do recetor de tipo II fosforila o recetor de tipo I que, por sua vez, fosforila as moléculas de sinalização intracitoplasmática Smads 1,5 e 8. A entrada do complexo Smads 4/fosforilado Smad 1,5 e 8 no núcleo da célula resulta na ativação de factores de transcrição para os genes de resposta precoce às BMP.[193]

2) Papel da medula óssea na osteogénese

Vários estudos demonstraram que o estroma da medula óssea proporciona o ambiente favorável necessário para apoiar o crescimento ótimo do progenitor hematopoiético ou da semente de células estaminais. Este ambiente fértil é conhecido como microambiente indutor hematopoiético. As células estromais libertam factores indutores que provocam a expressão de genes de diferenciação nas células estaminais hematopoiéticas. A sequência após o transplante de medula óssea é que o estroma deve ser estabelecido antes de a função hematopoiética ser restaurada.[192]

Existe uma estreita interdependência entre o estroma da medula e a hematopoese durante a regeneração do tecido medular após o transplante ectópico. As células hematopoiéticas sofrem necrose, mas as células estromais sobrevivem. Estas células estromais sobreviventes proliferam entre o terceiro e o sétimo dia. Entre o sétimo e o décimo dia, as células estromais diferenciam-se em osteoblastos que, por sua vez, formam trabéculas. A microcirculação sinusoidal é iniciada na região. Entre 10 e 30 dias, as trabéculas ósseas remodelam-se para formar os ossículos que envolvem a medula hematopoiética.

O número de colónias formadas em relação ao número total de células da medula óssea é conhecido como a eficiência de formação de colónias. Esta eficiência varia entre espécies e mostra uma diminuição consistente em todas as espécies.[190-195]

3) . Da adiposidade ao osso:

Os materiais autógenos, alogénicos e protéticos são atualmente as opções disponíveis para a reconstrução de defeitos ósseos. Embora os enxertos autógenos, osso retirado de outra parte do corpo do doente, sejam a melhor opção para a reconstrução devido à presença de células osteogénicas e de uma matriz não imunogénica, existem também várias desvantagens associadas. As principais desvantagens do enxerto ósseo autógeno consistem na morbilidade da zona dadora, na deformação e reabsorção do crescimento e na limitação da quantidade de osso que pode ser colhido.[182]

Os enxertos ósseos alogénicos, normalmente provenientes de dadores cadavéricos, são também utilizados como fonte alternativa de reconstrução. Mas as desvantagens dos enxertos alogénicos são o risco de transmissão de doenças, a rejeição imunológica e a doença do enxerto contra o hospedeiro. Para ultrapassar estes problemas, foram desenvolvidos e utilizados vários materiais, nomeadamente osso desmineralizado, hidroxiapatite, metacrilato de metilo, silicone e cerâmica. As células estaminais embriológicas, as células estaminais pós-natais e as células estaminais mesenquimais da medula óssea mantêm a sua capacidade de se diferenciarem em diferentes linhagens. Recentemente, o tecido adiposo está a ser utilizado como fonte de células multipotentes. A estratégia ideal para a formação óssea consiste em combinar um suporte biomaterial com elementos celulares competentes e factores moleculares e ambientais. O objetivo translacional da utilização de tecido adiposo para a engenharia de tecidos esqueléticos em aplicações clínicas é a colheita autógena de tecido adiposo e a utilização das células estromais derivadas para a regeneração óssea[183] .

4) . Papel do fator de crescimento transformador

O fator de crescimento transformador beta pertence a uma família de proteínas relacionadas denominada superfamília do fator de crescimento transformador. Esta família de proteínas inclui as cinco isoformas de TGF beta, TGF beta 1-5 e as BMP'S, factores inibidores do crescimento. Todas as isoformas têm acções e funções semelhantes, com diferenças subtis na ligação e regulação celular. Influencia uma vasta gama de actividades celulares, incluindo a diferenciação do crescimento e a síntese da matriz extracelular. O TGF encontra-se em muitos tecidos, mas é comum encontrar-se em quantidades enriquecidas nos ossos, nas plaquetas e na cartilagem.1[85]

É libertado pelas plaquetas após a formação de um coágulo. A libertação de TGF beta 1 é observada durante a proliferação periosteal, a proliferação de células da cartilagem e a ossificação endocondral. Tanto os condrócitos como os osteoblastos possuem um grande número de receptores para o fator de crescimento transformador beta. O papel do TGF na reparação do osso tem sido estudado em modelos experimentais, envolvendo injecções superiosteais no fémur e na calvária, em defeitos de tamanho crítico. Joyce et al, utilizando um modelo de injeção subperiosteal no rato, demonstraram que as injecções de TGF beta podiam estimular as células periosteais a sofrer ossificação endocondral.

O TGF beta é um fator de crescimento peptídico multifuncional que tem a capacidade de regular a cicatrização de feridas incisionais. Estudos in vitro mostram que o TGF beta desempenha um papel importante na regulação da osteogénese e da condrogénese, afectando a expressão genética e a síntese de proteínas estruturais. O efeito do TGF beta numa determinada célula alvo depende do tipo de célula, do seu estado de diferenciação, das condições de crescimento, da matriz circundante e de outros factores de crescimento presentes.[187]

O TGF beta actua como um quimio-atrativo para os fibroblastos da ferida e um estimulador da síntese de colagénio de tipo I e o TGF exógeno demonstrou aumentar a celularidade e a força da ferida. Muitos estudos invitro demonstraram que o TGF beta é capaz de proliferação celular e síntese proteica em osteoblastos, condrócitos e células mesenquimatosas. As injecções diárias de TGF beta demonstraram um aumento da formação de cartilagem. Não se sabe se a formação de cartilagem se deve à proliferação de condrócitos ou à diferenciação contínua de células mesenquimatosas em condrócitos. Após a interrupção das injecções, a cartilagem deixou de aumentar, mas foi substituída por osso. O mecanismo exato da osteogénese e da condrogénese não é conhecido, mas envolve uma série de acontecimentos celulares e molecularesl[88] .

Numerosos estudos demonstraram o efeito do TGF beta

administrado exogenamente na reparação de fracturas. Em ossos longos fracturados, as injecções em série (4-40ng em dias alternados durante 40 dias) ou a infusão contínua de TGF beta (1 -lOmicrogramas por dia durante 6 semanas em tíbias de coelho e de rato foram associadas a um aumento dependente da dose do volume do calo e a um aumento da resistência mecânica.

5) **O papel das prostaglandinas na formação óssea:**

As prostaglandinas compreendem uma grande família de ácidos gordos insaturados e oxigenados. Estes são armazenados nas células ou nos tecidos, mas são libertados imediatamente após a sua síntese a partir de ácidos gordos de 20 carbonos, como o ácido araquidónico, derivados dos fosfolípidos das membranas celulares. Estes ácidos são libertados da membrana celular em resposta a uma grande variedade de hormonas e são convertidos em várias prostaglandinas por uma via de ciclogénese no retículo endoplasmático, que têm uma atividade biológica localizada limitada antes de serem rapidamente degradadas. Assim, a sua produção local e a sua curta semi-vida fazem delas hormonas locais. As prostaglandinas são mediadores da inflamação. A aspirina, a indometacina e outros fármacos anti-inflamatórios não esteróides têm a capacidade de bloquear a síntese de prostaglandinas através da inibição da ciclo oxigenase. 189 Os primeiros estudos mostraram que a EGP aumentava a reabsorção óssea. A reabsorção óssea era maior com PGE 1, PGE 2, PGA 2, PGFlalpha, PGF2 alpha e resultava da hiperplasia da população de osteoclastos. Mas estudos recentes sugerem que a PGE 2 tem uma atividade bifásica na formação óssea que pode ser modulada pela interação com harmonas. A análise morfométrica de culturas ósseas mostrou que a PGE 2 estimula tanto a reabsorção como a formação óssea, mas em locais e ritmos diferentes. Estudos de células ósseas isoladas indicaram que a PGE 2 aumenta a proliferação celular, a síntese de colagénio e a mineralização.[189]

Existem também estudos com resultados contrastantes. Estudos in vivo demonstraram que os efeitos esqueléticos da PGE resultam num aumento da formação óssea e numa acumulação da massa esquelética. O tratamento sistémico de crianças com doença cardíaca congénita durante algumas semanas com EGP produziu nova formação óssea periosteal em locais seleccionados do esqueleto, que foi reversível com a interrupção da terapêutica.[190]

A administração sistémica de PGE2 em ratos adultos provoca uma redução do crescimento esquelético global, mas um aumento significativo do osso metafisário produzido pelo aumento tanto dos osteoblastos como dos osteoclastos. A ativação líquida da formação óssea ocorre sobretudo na esponjosa secundária junto aos espaços medulares.

Mecanismo de ação - O efeito esquelético mais precoce da PGE é o aumento da reabsorção através da influência de células ou de factores locais. Isto, por sua vez, provoca uma nova formação óssea que mais do que compensa a reabsorção anterior. Os efeitos iniciais de reabsorção podem ser inibidos pela administração de indometacina.

A indometacina reduz o efeito de reabsorção ao diminuir o contacto dos osteoclastos com o osso.[191]

Os efeitos esqueléticos da EGP tanto na reabsorção como na formação óssea são indirectos. Sabe-se que a reabsorção óssea liberta factores que causam um aumento correspondente na formação óssea subsequente, um fenómeno designado por acoplamento. Os efeitos iniciais da EGP são o aumento da remodelação, resultando num aumento da porosidade do osso, mas a formação óssea subsequente é sustentada acima do que é normalmente produzido, resultando num aumento líquido da massa óssea. Os efeitos da administração sistémica e local de EGP ocorrem sem uma hipercalcemia significativa. Não se regista formação óssea em determinadas condições em que existe inflamação local, pelo que o efeito esquelético líquido da PGE é catabólico. A administração sistémica de PGE 2 pode criar osso novo em vários locais simultaneamente. Mas tem algumas desvantagens: nem todos os locais do esqueleto são afectados e tendem a variar consoante a espécie, pode ser induzida uma formação óssea ectópica indesejável e doses elevadas aumentam a probabilidade de efeitos adversos, como a indução de aborto durante o primeiro trimestre e a inibição do crescimento esquelético.[192]

A administração local tem as vantagens de um tratamento potencialmente direcionado para o local e de uma dosagem mais baixa, reduzindo assim os efeitos adversos. As desvantagens da administração local são o facto de não estar disponível um sistema fiável de administração a longo prazo

AVALIAÇÃO DA CICATRIZAÇÃO DE ENXERTOS ÓSSEOS:

Depois de um enxerto ósseo ser transplantado, é importante que o médico avalie a cicatrização desse enxerto ósseo. Esta avaliação é normalmente efectuada através de um método não invasivo. A radiografia simples constitui o método mais simples, menos dispendioso, mais duradouro, mais seguro e mais aceitável de avaliar clinicamente a sobrevivência do enxerto ósseo. No entanto, a radiografia pode não ser capaz de fornecer a informação habitualmente desejada. Em primeiro lugar, uma radiografia transforma uma imagem tridimensional verdadeira numa imagem bidimensional. Numa radiografia, o clínico não consegue distinguir entre osso necrótico, enxerto ósseo viável e osso cortical. A avaliação densitométrica da película de raios X foi útil para determinar e observar a drenagem da pasta óssea para o osso cortical denso recém-formado.[195]

A utilização de radiografias simples continua a ser o melhor e único método de avaliação da cicatrização de enxertos ósseos. A arteriografia é complementar à radiografia; seu uso é limitado à avaliação de enxertos ósseos vascularizados ou retalhos ósseos quando o osso é movido sobre um pedículo vascular. A técnica de extração na arteriografia é também útil nestas últimas situações para demonstrar o fluxo básico de sangue para o enxerto ósseo.[196]

Os exames ósseos com tecnécio permitem uma boa observação da incorporação do enxerto ósseo. Também são úteis para identificar quando o enxerto se vascularizou, porque um "brilho" é um reflexo da vascularização do enxerto. Uma vez que a revascularização é um componente importante da fase de osteocondução da cicatrização do enxerto ósseo, é possível extrapolar as alterações celulares e a nova formação de osteoide em curso.

Os exames de tomografia computorizada são um método não invasivo útil para orientar o cirurgião com informações sobre a formação de novos ossos e o seu novo contorno. Com um modo de janela óssea no exame tomográfico computorizado. Existe uma boa informação sobre o contorno e o posicionamento do enxerto e a sua colocação. O seu volume altera-se de forma decrescente, tal como observado em exames seriados e repetidos. Estas técnicas de imagem dão ao cirurgião ósseo uma excelente visão tanto para o diagnóstico como para a avaliação de seguimento da região enxertada.[197]

As técnicas de imagiologia avançaram tremendamente nos

últimos 10 anos. A reformatação dos ossos faciais por computador foi muito superior a qualquer método de avaliação anterior. A técnica de reformatação tridimensional permite ao cirurgião visualizar o enxerto ósseo e seguir de perto o progresso da sua vascularização periodicamente. Os programas informáticos estão a ser continuamente aperfeiçoados. Estão a surgir novas gerações de imagens que são muito superiores às anteriores; no entanto, são dispendiosas para serem utilizadas numa base rotineira. Desde que as técnicas de reformatação tridimensional e de imagiologia se tornaram disponíveis, têm sido amplamente utilizadas para avaliar o prognóstico da cicatrização do enxerto ósseo e para avaliar o resultado final[198] .

As biópsias e a avaliação histológica fornecem outro método de avaliação da cicatrização do enxerto ósseo. Talvez este seja o único método que dá ao cirurgião ósseo uma visão aprofundada da viabilidade do enxerto ósseo e da nova formação óssea à medida que a substituição rasteira está a progredir. Este método só pode ser utilizado se o doente estiver a ser submetido a um procedimento cirúrgico sob anestesia geral ou se a área enxertada tiver sido exposta cirurgicamente por outro motivo. Não se justifica anestesiar o doente apenas para a biópsia, exceto em casos estritamente indicados.

A técnica experimental da tetraciclina marcada com luz fluorescente foi utilizada para avaliar a viabilidade do enxerto ósseo. O osso recém-formado incorpora a tetraciclina de forma selectiva, dando fluorescência sob luz ultravioleta. No contexto clínico, a sua aplicação implica um procedimento operatório, pelo que as suas limitações são semelhantes às da avaliação histológica. Os estudos histomorfométricos dos enxertos ósseos são outro método de avaliação da viabilidade dos enxertos ósseos.[200]

FACTORES QUE INFLUENCIAM O SUCESSO DO ENXERTO ÓSSEO:

1. Considerações fisiológicas

2. Considerações clínicas

CONSIDERAÇÕES FISIOLÓGICAS:

- Material, volume e consistência do enxerto
- Presença de células estaminais pluripotenciais.
- Osteogénese
- Osteoindução
- Osteoestimulação
- Osteocondução
- Bioatividade

Células pluripotentes: Uma célula pluripotente pode diferenciar-se em fibroblastos, osteoblastos, osteoclastos ou eritroblastos. Apenas os osteoblastos fisiologicamente funcionais produzem osso, e esta é a principal consideração nos procedimentos de enxerto ósseo. As fontes de células produtoras de osteoblastos no local do hospedeiro são o suprimento de sangue, no qual elas circulam livremente; a camada interna do periósteo; e o revestimento endotelial dos espaços medulares dentro do osso esponjoso.[190]

Osteoestimulação: É uma ação fisiológica que estimula, melhora ou acelera a formação de osso num local hospedeiro ou num implante endosteal em cicatrização. Osteoestimulação é um termo muito mais abrangente do que osteoindução, na medida em que todos os materiais osteoindutores são osteoestimuladores, mas nem todos os materiais osteoestimuladores são osteoindutores. Os sinais de origem biomecânica, bioquímica e bioeléctrica, mediados por células e substâncias do solo, são osteoestimuladores. O fenómeno aceleratório regional (RAP) é uma resposta bioquímica a uma lesão física que promove a cicatrização óssea, sendo também considerado osteoestimulador[192] .

São conhecidos os processos fisiológicos que promovem a homeostasia e, de particular importância na implantologia dentária, que mantêm o volume ósseo existente ou enxertado para a integração dos tecidos. Tanto a hipofunção como a hiperfunção do osso levam à reabsorção, e os limites funcionais entre eles são denominados limites fisiológicos da saúde. De certa forma, a manutenção óssea é sempre o objetivo de qualquer tratamento do osso. Este objetivo está diretamente relacionado com o conceito de engenharia de casos em implantologia dentária, em que a sobreengenharia pode levar a hipofunção e atrofia óssea, e a subengenharia pode levar a hiperfunção e reabsorção óssea.[193]

Bioatividade: No aumento ósseo, o termo bioativo é semelhante ao termo osteoestimulador. Considere-se o aumento do crescimento ósseo observado em resposta à humidificação de partículas de Bioglass com fluidos corporais. Uma vez que este material é inorgânico, a natureza dos sinais que envia para aumentar o crescimento ósseo não é clara, embora se coloque a hipótese de que o Bioglass particulado possa afetar as ligações covalentes e alterar as forças de van der Waals, tal como sugerido para o vidro AW (alumina/woolsonite).[201]

Aloenxerto ósseo liofilizado e aloenxerto ósseo liofilizado desmineralizado:

O aloenxerto ósseo liofilizado (FDBA) e o aloenxerto ósseo liofilizado desmineralizado (DFDBA) podem eliminar a necessidade de um local doador. Estão disponíveis em vários tamanhos de partículas e como blocos de osso cortical ou esponjoso de praticamente qualquer forma e volume. O material alogénico de cadáveres humanos pode ser irradiado para reduzir a reação imunitária. A dessecação também reduz a antigenicidade. Na preparação do FDBA, os sais de cálcio (Ca) e fosfato (P04) são retidos para suportar as matrizes orgânicas e inorgânicas.[185]

2. **CONSIDERAÇÕES CLÍNICAS**:

O sucesso do enxerto ósseo na cirurgia maxilo-facial requer a presença e a relação adequada entre vários factores para garantir o sucesso. Alguns destes factores podem estar naturalmente presentes num caso e outros não. Por conseguinte, é essencial um diagnóstico definitivo para determinar quais os factores necessários que estão presentes no local do hospedeiro e quais os que devem ser adicionados. Os principais factores que contribuem para o sucesso são:

1. Cobertura dos tecidos moles

2. Controlo da infeção no local de acolhimento

3. Volume e configuração do defeito

4. Utilização ou ausência de osso autógeno no enxerto Proteção de enxertos extensos durante a cicatrização Tempo de cicatrização adequado

5. Imobilização do enxerto

6. Fornecimento de sangue ao hospedeiro

7. Necessidade de mineralização óssea

AVALIAÇÃO COMPARATIVA DE VÁRIOS TIPOS DE OSSOS
GRAFITAS:

A regeneração do periodonto para o seu estado anterior à doença é o objetivo ideal para os clínicos. Na evolução global da terapia periodontal, a atenção inicial centrou-se na paragem da doença e na manutenção da dentição a longo prazo. A investigação relativa à terapia periodontal tornou claro que as técnicas de tratamento padrão não resultam na regeneração periodontal. Também se tornou evidente que, para atingir o objetivo da regeneração periodontal, o problema da regeneração tem de ser abordado de uma perspetiva biológica básica. A terapia regenerativa refere-se aos procedimentos concebidos para conseguir a substituição de tecidos perdidos e, no contexto da periodontia, refere-se à restituição de tecidos de suporte dentário perdidos, incluindo novo osso alveolar, um novo ligamento periodontal e estruturas gengivais após cirurgia periodontal. No entanto, se a cicatrização ocorrer através da formação de um epitélio juncional longo, do aumento do volume e da densidade óssea, da anquilose, da reabsorção radicular ou da adesão fibrosa, será designada por reparação periodontal, uma vez que a cicatrização terá lugar sem a restauração do aparelho de inserção. Para atingir o objetivo final da terapia periodontal (regeneração), são utilizados vários procedimentos cirúrgicos, como os procedimentos de retalho aberto (por exemplo, retalho de Widman modificado), isoladamente ou com enxertos ósseos, como osso autógeno, aloenxerto ósseo liofilizado descalcificado (DFDBA), FDBA ou vários substitutos ósseos e regeneração tecidular guiada. O material de enxerto ideal para procedimentos regenerativos é o enxerto de osso autógeno.

Os enxertos ósseos autógenos, obtidos a partir do hospedeiro, são considerados um padrão de ouro, uma vez que possuem propriedades de formação óssea, nomeadamente, osteogénese, osteoindução e osteocondução (Mazock et al, 2004). Estes enxertos podem ser esponjosos, corticais ou combinados. Os enxertos corticais em forma de partículas podem ser colhidos de locais intra-orais com métodos menos invasivos (por exemplo, utilizando raspadores de osso) e resultam numa morbilidade significativamente menor no local doador. No entanto, apenas uma pequena quantidade de osso cortical autógeno particulado (ACBP) pode ser colhida, limitando a sua utilização na prática clínica (Kim et al, 2005**).**

Os materiais sintéticos mais recentes (aloplastos), como o vidro bioativo, têm demonstrado propriedades osteopromotoras. Pode colocar-se a hipótese de que a combinação de diferentes materiais aloplásticos pode proporcionar benefícios adicionais. Um desses materiais de enxerto, o Grabio-Glascera, que combina vidro bioativo e hidroxiapatite sintética (HABG), demonstrou resultar num bom preenchimento ósseo em defeitos ósseos (Godfrey S, 2003.)[156]

O estudo foi efectuado em dois segmentos da boca que receberam um dos dois materiais de enxerto (desenho de boca dividida) e foram seguidos durante 6 meses. Foram incluídos no estudo 10 indivíduos (oito do sexo masculino e dois do sexo feminino, com idades compreendidas entre os 23 e os 50 anos) com diagnóstico de periodontite crónica e defeitos infra-ósseos bilaterais. Os locais cirúrgicos foram distribuídos aleatoriamente como locais de teste e de controlo. Foram criados retalhos com defeitos no lado de controlo que receberam apenas HABG [Grupo A], enquanto que no lado de teste foi utilizada uma combinação de ACBP+HABG (1:1) [Grupo B]. Foram colhidas partículas de osso cortical autógeno (ACBP).[157]

As partículas de osso cortical autógeno (ACBP) foram colhidas

das placas corticais adjacentes à área do defeito sem expor um segundo local cirúrgico. O enxerto foi colhido utilizando um raspador de osso de conceção indígena. As aparas em forma de fita do osso cortical foram recolhidas na câmara de recolha do instrumento.[187]

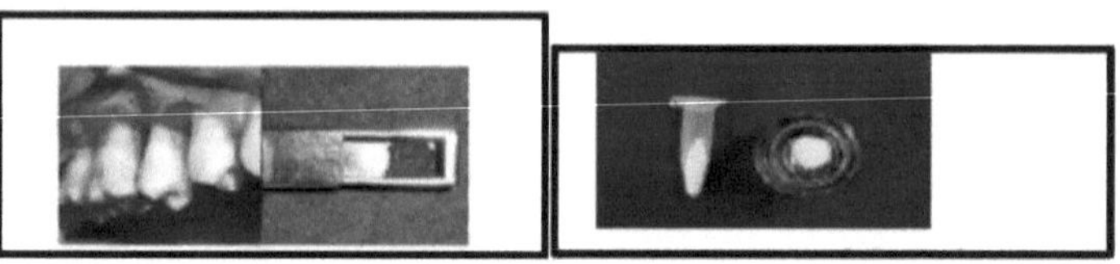

Particulado de osso cortical autógeno

HABG (Grabio Glascera)

O controlo, Grabio-Glascera™, ou seja, grânulos compósitos de cerâmica bioactiva (Dorthom Medi Dents Ltd, Índia), composto por 50% de vidro bioativo e 50% de hidroxiapatite sintética (HABG), foi utilizado juntamente com ACBP. Trata-se de um enxerto granular de cerâmica porosa sintética reabsorvível, com um tamanho de partícula entre 150-500 microns e um tamanho de poro entre 100-200 microns. Este material bioativo compósito de nova geração contém Si, Ca e P, fabricado através de um método de processamento não convencional - "o processo sol-gel" (Abhiraman et al, 2002)[160]

10 defeitos no Grupo A foram preenchidos com vidro bioativo - grânulos de hidroxiapatite (HABG/Grabio Glascera) e 10 defeitos contralaterais no Grupo B foram preenchidos com uma mistura de partículas de osso cortical autógeno (ACBP) e grânulos de hidroxiapatite sintética de vidro bioativo (HABG). 3 e 6 meses após a cirurgia, a profundidade da bolsa reduziu consideravelmente [3,6 mm no Grupo A vs 3,9 mm no Grupo B] com um bom ganho de fixação e evidência radiográfica de preenchimento ósseo em todos os locais enxertados.[161]

Os defeitos ósseos tratados com HABG (Grabio-Glascera), no presente estudo, mostraram um preenchimento médio do defeito de 3,75 mm (74,57%) aos 6 meses, o que foi estatisticamente significativo e melhor do que os relatórios anteriores que utilizaram vidro bioativo. Os defeitos que foram preenchidos pela combinação de ACBP e HABG mostraram um preenchimento ósseo ligeiramente superior ao dos preenchidos apenas com HABG. Isto pode ser explicado pela presença de potencial osteogénico e osteoindutor das partículas de osso cortical autógeno no Grupo B. No entanto, não houve diferença estatisticamente significativa no preenchimento ósseo radiográfico entre os dois grupos ao fim de seis meses.[178]

Foi afirmado que as características dos defeitos infra-ósseos podem refletir as diferenças nos resultados clínicos após a terapia periodontal (Kornman e Robertson, 2000). No presente estudo, independentemente do material de enxerto colocado, a percentagem média de preenchimento ósseo em defeitos com ângulos estreitos ($< 37,23°$) foi de 81,7 em contraste com 65,55 em defeitos com ângulos largos ($> 37,23°$). Observou-se que havia mais preenchimento ósseo em defeitos com ângulos estreitos, embora isso fosse estatisticamente insignificante, provavelmente devido ao pequeno tamanho da amostra. Uma correlação semelhante foi descrita por Steffensen e Weber, 19896, onde foi encontrado um maior potencial de preenchimento ósseo em defeitos com ângulos pequenos (0-45°) em comparação com ângulos largos (45-90°).[125]

Kim et al, (2004) afirmaram que a cicatrização dos defeitos intra-ósseos parece estar dependente do número de paredes ósseas. Um maior número de paredes do defeito aumentará os recursos teciduais do ligamento periodontal, o que contribui de forma crítica para a regeneração periodontal, além de aumentar a estabilidade da ferida durante a cicatrização precoce e permitir a maturação sem intercorrências da interface dente-retalho gengival.

No presente estudo, a percentagem média de preenchimento ósseo em defeitos de 3 paredes (84,28) foi maior do que em defeitos de 2 paredes (69,85). Esse resultado foi estatisticamente significativo (p<0,05).

A combinação de ACBP-HABG mostrou resultados marginalmente melhores do que o HABG isolado, sem diferenças estatisticamente significativas em nenhum dos parâmetros clínicos ou radiográficos testados. Uma explicação plausível pode ser o facto de um autoenxerto, quando misturado com qualquer outro material de substituição óssea, ser isolado mais longe de qualquer fonte inicial de vasos sanguíneos. Como consequência, pode não permanecer vital. Embora a libertação de factores de crescimento, a manutenção do espaço e uma fonte de cálcio continuem a ser benéficas, a principal vantagem da osteogénese perde-se quando o osso autógeno é misturado com outros materiais de enxerto (Misch et al, 2008)[130]

Estudos semelhantes efectuados por outros investigadores sobre o enxerto ósseo autógeno mostraram resultados variáveis. Quando comparado com o aloenxerto ósseo liofilizado, um composto de aloenxerto liofilizado e enxertos autógenos ofereceu resultados significativamente melhores na regeneração óssea e na redução da bolsa, especialmente em defeitos combinados de uma / duas paredes e envolvimentos de furca. Orsini et al, em 2001, compararam osso autólogo mais sulfato de cálcio com osso autólogo mais membrana e concluíram que nenhum dos tratamentos era superior ao outro. Cochran DL et al (2003) mostraram que a combinação de derivado de matriz de esmalte com enxerto ósseo autógeno estimulou uma regeneração significativa em lesões estreitas em comparação com lesões mais largas.[131]

ENXERTOS DE SUBSTITUIÇÃO ÓSSEA (BRG) VERSUS DESBRIDAMENTO COM RETALHO ABERTO (OFD):

Os materiais de BRG examinados nestes estudos foram os seguintes: osso autógeno,47,70 osso alogénico, cerâmica de fosfato de cálcio (hidroxiapatite) (HA porosa/não porosa), vidro bioativo, carbonato de cálcio coralino,[55,63,81] ácido poliláctico, polimetilmetacrilato, polihidroxiletilmetacrilato e polímero de hidróxido de cálcio,80 cimento de hidroxiapatite e HA-glicosaminoglicano.

Characteristics of RCT Studies Comparing Bone Replacement Grafts with Open Flap Debridement in the Treatment of Intrabony Defects

Examiner Masking	Interventions	Outcome Assessments					Location/Funding
		PD	CAL	REC	CR	VDD	
Yes, re-entry	Allograft (FDBA) OFD	Yes	Yes	No	No	Yes	University/NS
No	Allograft (AAA bone) Allograft (AAA bone)/collagen membrane OFD	Yes	Yes	Yes	Yes	Yes	University/NS
NS	Allograft (cryopreserved cancellous) OFD	Yes	Yes	Yes	Yes	Yes	University/NS
Yes, single examiner	Allograft (DFDBA) OFD	Yes	Yes	Yes	Yes	Yes	Military/Industry
NS	Autogenous (cancellous bone) (included 2-wall data only) OFD	No	Yes	N	No	No	Hospital/NS

(continued)

Reference	Study Description	Population Age	Assessment Interval	Hard Tissue Assessment
Flemmig et al.[6] 1998	Randomized, paired defects	Mean: 47.3 ± 4.1 years	6 months	Sounding
Froum et al.[47] 1976	Randomized, between subjects	23-64 years	7-13 weeks	Re-entry
Froum et al.[48] 1998	Randomized, paired defects	Mean age: 43 years	12 months	Re-entry
Galgut et al.[39] 1992	Randomized, paired defects (selected data from sites >6 mm)	33-59 years; mean: 42.5 years	12 months	None
Kenney et al.[53] 1985	Randomized, paired defects	Mean: 38.30 ± 9.87 years	6 months	Re-entry
Kiliç et al.[34] 1997	Randomized, paired defects	35-60 years	6 months	Radiographic, sounding
Kim et al.[55] 1996	Randomized, between subjects	23 to 60 years; mean: 39.3	6 months	Sounding
Krejci et al.[56] 1987	Randomized, paired defects	22-63 years	6 months	Re-entry
Mabry et al.[38] 1985	Randomized, paired defects and parallel arms between subjects	13-26 years; mean: 18.7 ± 13.8 years	12 months	Re-entry
Masters et al.[59] 1996	Randomized, paired defects	35-61 years	12 months	Re-entry
Meadows et al.[60] 1993	Randomized, paired defects	28-58 years; mean: 42	6 months	Re-entry
Meffert et al.[61] 1985	Randomized, paired defects	32-60 years	9 months	Re-entry
Mellonig et al.[62] 1984	Randomized, paired defects	19-25 years; mean: 28 years	6-13 months	Re-entry
Mora & Ouhayoun[63] 1995	Randomized, paired defects	28-62 years; mean: 42.7 years	12 months	Re-entry
Movin & Borring-Møller[64] 1982	Randomized and parallel groups between subjects	21-48 years	12 months	Radiographic
Ong et al.[60] 1998	Randomized, paired defects	35-67 years; mean: 49.1	9-13 months	Re-entry

Richardson CR et al. também registaram uma diminuição da profundidade da bolsa, mas em menor grau, de 2,4 mm para o DFDBA e 2,3 mm para o FDBA. O aumento da radiodensidade no defeito e, consequentemente, a diminuição da área do defeito, significa que a utilização de ambos os enxertos resulta numa resolução parcial, se não completa, do defeito intraósseo. No entanto, a natureza da restauração do defeito, ou seja, se o enxerto actuou como material de preenchimento ou permitiu o crescimento do osso, não pode ser inferida a partir das observações clínicas e radiográficas do presente estudo. A avaliação da verdadeira natureza da fixação requer uma investigação histológica.

Reconstructive procedure	Systematic reviews	Outcome	No. of studies	Weighted mean difference (mm)	95% CI (SD) [SE]	*P*-value for difference	*P*-value for heterogeneity
GTR	Murphy and Gunsolley (2003)	CAL change	18	1.15	N/A	<0.0001	N/A
		PD change	15	1.04	N/A	<0.0001	<0.01
	Needleman et al. (2001)	CAL change	10	1.11	0.63, 1.59	*	<0.001
		PD change	5	0.80	0.14, 1.46	*	0.04
		Bone gain at re-entry	3	1.39	1.08, 1.71	*	0.65
GTR+bone substitutes	Needleman et al. (2001)	CAL change	2	1.25	0.89, 1.61	*	0.91
		PD change	2	1.24	0.89, 1.59	*	0.85
		Bone gain at reentry	1	3.37	3.14, 3.61	*	–
Autogenous bone graft	Trombelli et al. (2002)	CAL change	1	1.20	[0.39]	>0.20	–
	Reynolds et al. (2003)	CAL change	3	0.72	(1.82)	0.030	NS
		PD change	1	0.60	(1.35)	0.062	–
		Bone fill	2	1.62	(1.53)	0.058	≤0.004
Bone allograft	Trombelli et al. (2002)	CAL change	6	0.36	−0.16, 0.87	0.174	0.013
		PD change	6	0.41	0.16, 0.66	0.001	0.067
	Reynolds et al. (2003)	CAL change	11	0.44	(2.25)	0.008	NS
		PD change	9	0.43	(2.25)	0.032	NS
		Bone fill	12	1.06	(1.97)	<0.0001	NS
Dentinallograft	Trombelli et al. (2002)	CAL change	1	0.80	[0.38]	>0.50	–
Coralline calcium carbonate	Trombelli et al. (2002)	CAL change	4	0.90	0.53, 1.27	<0.001	0.104
		PD change	4	0.04	−1.78, 1.87	0.962	<0.001
	Reynolds et al. (2003)	CAL change	4	0.91	(1.94)	0.004	NS
		PD change	4	0.09	(2.16)	0.886	NS
		Bone fill	3	2.21	(1.82)	<0.0001	NS
Bioactive glass	Trombelli et al. (2002)	CAL change	4	1.04	0.31, 1.76	0.005	0.024
		PD change	4	0.60	0.20, 1.00	0.003	0.684
	Reynolds et al. (2003)	CAL change	4	1.05	(1.89)	0.022	NS
		PD change	4	0.71	(2.22)	0.018	NS
		Bone fill	4	1.61	(1.47)	0.086	0.006

Reconstructive procedure	Systematic reviews	Outcome	No. of studies	Weighted mean difference (mm)	95% CI (SD) [SE]	*P*-value for difference	*P*-value for heterogeneity
Porous/nonporous hydroxyapatite	Trombelli et al. (2002)	CAL change	4	1.40	0.64, 2.16	<0.001	0.013
		PD change	5	0.98	0.67, 1.29	<0.000	0.070
	Reynolds et al. (2003)	CAL change	4	1.20	(2.22)	0.003	NS
		PD change	6	0.74	(2.12)	0.030	NS
		Bone fill	5	1.58	(1.77)	<0.000	≤0.04
PMMA-PHEMA	Trombelli et al. (2002)	CAL change	1	0.90	[0.22]	0.001	–
		PD change	1	0.90	N/A	0.003	–
	Reynolds et al. (2003)	Bone fill	1	1.26	N/A	0.001	–
Polylactic acid granules	Trombelli et al. (2002)	CAL change	1	−1.45	N/A	N/A	–
		PD change	1	−1.60	(0.55)	N/A	–
	Reynolds et al. (2003)	Bone fill	1	−0.28	N/A	0.519	–
Enamel matrix proteins	Trombelli et al. (2002)	CAL change	5	1.33	0.78, 1.88	<0.000	<0.001
		PD change	5	1.60	0.59, 2.62	0.002	<0.001
	Esposito et al. (2003)	CAL change	8	1.31	0.84, 1.78	<0.001	<0.001
		PD change	8	0.96	0.50, 1.41	<0.001	0.002
		Radiographic bone level	1	2.0	0.88, 3.12	<0.001	–

Table 2. Controlled studies comparing alloplast graft materials with flap curettage in intrabony lesions

Authors	Treatment	Sites	Probing depth		Recession (mm)	Clinical attachment level change (mm)	Defect fill		Comments
			Initial (mm)	Final (mm)			(mm)	(%)	
Galgut et al. (42)	Hydroxyapatite	59	7.4	2.4	1.7	3.3	–	–	4-year re-evaluation
	Debridement	58	7.1	2.9	1.9	2.2	–	–	
Yukna et al. (130)	Hydroxyapatite	62	6.0	3.2	1.7	1.1	–	–	5-year re-evaluation
	Debridement	32	5.2	3.7	2.1	0.5	–	–	
Shahmiri et al. (106)	Polymer of hydroxyethylmethacrylate and polymethylacrylate coated with calcium	15	7.3	2.8	1.2	3.4	–	–	12-month re-evaluation
	Debridement	15	6.3	2.5	1.1	2.7	–	–	
Yukna (134)	Polymer of hydroxyethylmethacrylate and polymethylacrylate coated with calcium	71	6.4	3.3	1.4	1.9	2.2	61	6-month re-entry
	Debridement	68	6.0	3.7	1.3	1.0	1.1	33	
Yukna (132)	Porous calcium carbonate	40	6.2	3.2	1.3	1.7	2.3	68	6- to 12-month re-entry
	Debridement	39	6.2	3.6	1.6	1.3	0.7	25	

Table 3. Controlled studies comparing alloplast with other graft materials in intrabony lesions

Authors	Treatment	Sites	Probing depth Initial (mm)	Final (mm)	Recession (mm)	Clinical attachment level change (mm)	Defect fill (mm)	(%)	Comments
Barnett et al. (5)	Porous hydroxyapatite	19	6.1	4.6	0.2	1.3	1.3	–	6- to 12-month re-entry
	Freeze-dried bone allograft	19	6.7	3.7	0.8	2.2	2.1	–	
Bowen et al. (11)	Porous hydroxyapatite	17	6.5	3.6	1.4	1.6	2.1	53	6-month re-entry
	Demineralized freeze-dried bone allograft	17	6.4	3.5	0.8	2.1	2.2	61	
Oreamuno et al. (83)	Porous hydroxyapatite	24	8.6	4.3	1.4	2.8	3.3	–	6-month re-entry
	Demineralized freeze-dried bone allograft	24	8.5	4.7	1.7	2.1	2.4	–	
Nery et al. (80)	Beta tricalcium phosphate	17	–	–	–	1.2	1.2	–	Used sounding and
	Autogenous bone	41	–	–	–	0.4	0.4	–	radiographs at 3 years
	Debridement	38	–	–	–	1.4	1.4	–	
Evans (33)	Tricalcium phosphate+tetracycline	19	7.4	4.9	1.1	1.4	2.2	62	7- to 11-month re-entry
	Hydroxyapatite+tetracycline	14	8.1	4.3	1.4	2.6	3.2	79	
	Freeze-dried bone allograft+tetracycline	32	7.2	4.7	0.1	2.4	2.8	72	

Table 4. Controlled studies comparing freeze-dried bone allograft to other graft materials in intrabony lesions

Authors	Treatment	n (sites)	Probing depth Initial (mm)	Final (mm)	Recession (mm)	Clinical attachment level change (mm)	Defect fill (mm)	(%)	Comments
Altiere et al. (1)	Freeze-dried bone allograft	10	6.0	4.0	1.1	0.9	1.3	60	Re-entry at 1 year
	Debridement	10	6.0	3.7	1.8	0.5	1.4	60	
Barnett et al. (5)	Porous hydroxyapatite	19	6.1	4.6	0.2	1.3	1.3	–	Re-entry at 6–12 months
	Freeze-dried bone allograft	19	6.7	3.7	0.8	2.2	2.1	–	
Evans (33)	Tricalcium phosphate+tetracycline	19	7.4	4.9	1.1	1.4	2.2	62	Re-entry at 7–11 months
	Hydroxyapatite+tetracycline	14	8.1	4.3	1.4	2.6	3.2	79	
	Demineralized freeze-dried bone allograft	32	7.2	4.7	0.1	2.4	2.8	72	
Rummelhart et al. (97)	Freeze-dried bone allograft	11	6.3	4.0	0.4	2.0	2.4	66	Re-entry at 6 months
	Demineralized freeze-dried bone allograft	11	6.8	4.3	0.8	1.7	1.7	59	
Mellonig (74)	Freeze-dried bone allograft	329	–	–	–	–	–	–	Field test study with
	Freeze-dried bone allograft+autogenous bone	176	–	–	–	–	–	–	89 clinicians, re-entry 6 months

Table 5. Controlled studies comparing demineralized freeze-dried bone allograft with other materials and techniques in intrabony lesions

Authors	Treatment	n (sites)	Probing depth Initial (mm)	Final (mm)	Recession (mm)	Clinical attachment level change (mm)	Defect fill (mm)	(%)	Comments
Mellonig (72)	Debridement	15	6.5	3.7	1.3	1.5	1.3	39	Re-entry 6–13 months
	Demineralized freeze-dried bone allograft	32	7.9	4.8	0.2	2.9	2.6	65	Initial defect depth dissimilar between groups
Bowen et al. (5)	Porous hydroxyapatite	17	6.5	3.6	1.4	1.6	2.1	53	6 month re-entry
	Demineralized freeze-dried bone allograft	17	6.4	3.5	0.8	2.1	2.2	61	
Oreamuno et al. (83)	Porous hydroxyapatite	24	8.6	4.3	1.4	2.8	3.3	–	6-month re-entry
	Demineralized freeze-dried bone allograft	24	8.5	4.7	1.7	2.1	2.4	–	
Rummelhart et al. (97)	Freeze-dried bone allograft	11	6.3	4.0	0.4	2.0	2.4	66	Re-entry at 6 months
	Demineralized freeze-dried bone allograft	11	6.8	4.3	0.8	1.7	1.7	59	
Blumenthal & Steinberg (9)	Debridement	15	–	–	1.2	0.8	0.3	5	Re-entry at 1 year
	Cross-linked bovine collagen	15	–	–	1.0	1.2	1.8	31	Bone fill for cross-linked bovine collagen +demineralized freeze-dried bone allograft
	Cross-linked bovine collagen +demineralized freeze-dried bone allograft +collagen gel	18	–	–	0.9	2.0	3.7	63	
	Demineralized freeze-dried bone allograft	14	–	–	1.5	1.4	2.6	48	+collagen gel statistically
	Demineralized freeze-dried bone allograft +collagen gel	12	–	–	1.0	1.9	2.9	49	better
Meadows et al. (63)	Debridement	10	6.3	2.9	1.5	–	0.4	11	1 year re-entry
	Polylactic acid	10	6.9	5.1	1.3	–	0.1	2	Demineralized freeze-dried bone allograft statistically greater
	Demineralized freeze-dried bone allograft	10	7.5	3.3	1.3	–	3.0	65	
Fucini et al. (41)	Demineralized freeze-dried bone allograft (250–500 μm)	10	8.9	–	1.4	1.1	1.3	37	Re-entry at 6 months
	Demineralized freeze-dried bone allograft (850–1000 μm)	10	6.8	–	1.9	0.5	1.7	36	
Guillemin et al. (47)	Demineralized freeze-dried bone allograft	15	7.1	4.7	0.4	2.8	1.9	56	Re-entry at 6 months
	Expanded polytetrafluoroethylene +demineralized freeze-dried bone allograft	15	7.4	5.1	0.9	3.2	2.2	71	
Francis et al. (35)	Demineralized freeze-dried bone allograft	11	7.1	3.6	1.2	2.4	3.6	77	Re-entry at 6 months
	Allogeneic bone matrix	11	6.8	3.0	1.2	2.6	3.0	69	
Masters et al. (62)	Demineralized freeze-dried bone allograft	15	6.7	4.0	1.8	1.5	2.2	52	1 year re-entry
	Demineralized freeze-dried bone allograft +tetracycline	15	7.5	3.6	1.4	2.9	2.3	52	Used 50 mg/ml tetracycline
	Debridement	15	7.0	3.5	1.4	2.4	1.3	33	

Aloenxerto ósseo versus fosfato de cálcio (hidroxiapatite) Cerâmica:

Quatro ensaios clínicos forneceram comparações de cerâmica de fosfato de cálcio (CER) com aloenxerto ósseo. A comparação entre a RCE e o aloenxerto ósseo não produziu efeitos significativos para o nível ósseo, a reabsorção da crista, o nível de fixação clínica, a profundidade de sondagem ou a recessão gengival, indicando resultados clínicos comparáveis relativamente a estas medidas. Os testes de heterogeneidade não foram significativos para todas as medidas de resultados. Richardson e colaboradores relataram, de forma semelhante, melhorias comparáveis nas medidas de resultados clínicos (preenchimento ósseo, CAL e PD) após o tratamento de defeitos intra-ósseos com DFDBA e matriz mineral óssea derivada de bovino.[201]

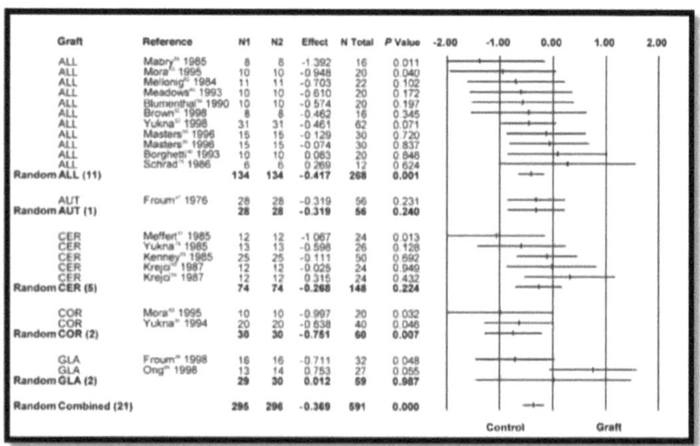

Meta-análise final da reabsorção da crista em estudos clínicos controlados e randomizados comparando BRG com OFD no tratamento de defeitos intra-ósseos.

Abreviaturas: ALL = aloenxerto; AUT = autoenxerto; CER = cerâmica de fosfato de cálcio (hidroxiapatite); COR = carbonato de cálcio coralino; GLA = vidro bioativo.

Enxerto versus combinação de enxerto com barreira:

Quatro ensaios clínicos forneceram comparações de tratamento com enxerto isolado versus uma combinação de enxerto e barreira. Estes estudos fornecem dados de resultados clínicos para diferentes combinações de barreira de enxerto: barreira de politetrafluoroetileno expandido (ePTFE) de carbonato de cálcio coralino, barreira de aloenxerto ósseo desmineralizado-ePTFE, barreira de aloenxerto ósseo desmineralizado-colagénio39 e barreira de HA-glicosaminoglicano- ePTFE. Embora todos os estudos tenham relatado alterações mais favoráveis no nível ósseo associadas à terapia combinada, houve uma heterogeneidade significativa entre os estudos (P <0,05). Foram obtidos efeitos de tratamento significativos e consistentes tanto para o nível de inserção clínica como para a profundidade de sondagem (heterogeneidade, NS), indicando ganhos mais favoráveis no nível de inserção e reduções na profundidade de sondagem após a terapia combinada em comparação com o enxerto isolado.[202]

Reference	N1	N2	Effect	N Total	P Value
Kim[10] 1996	14	13	0.000	27	1.000
Guillemin[51] 1993	15	15	0.180	30	0.616
Blumenthal[38] 1990	14	15	1.396	29	0.001
Kilig[54] 1997	10	10	0.508	20	0.251
Random Combined (4)	53	53	0.501	106	0.107

Meta-análise da alteração do nível ósseo (preenchimento do defeito) em estudos clínicos controlados e aleatorizados que compararam BRG versus combinação de BRG/membrana de barreira no tratamento de lesões intra-ósseas

defeitos. As combinações de membranas de barreira BRG/BRG incluíram carbonato de cálcio/politetrafluoroetileno expandido

(ePTFE), aloenxerto ósseo desmineralizado liofilizado/ePTFE,

osso/colagénio

AAA

(autolisado, extraído de antigénio, alogénico) e hidroxiapatita

Defeitos de furca:

Apenas 15 ensaios clínicos controlados e randomizados compararam enxertos com outro procedimento cirúrgico no tratamento de defeitos de furca e preencheram os critérios de elegibilidade. Os materiais de enxerto examinados nestes estudos incluíram aloplastos (PMMA/PHEMA/ CaOH2, HA, vidro bioativo, 0-TCP/CaSO4), osso alogénico e osso autógeno.

Characteristics of Clinical Trials Examining BRG in the Treatment of Class II and Class III Furcation Defects

Reference	Study Description	Population Age	Assessment Interval	Hard Tissue Assessment
Cologne et al[85] 2001	Randomized, paired mandible Class II defects	48-63 years; mean 54 years	6 months	Re-entry
Evans et al[15] 1989	Randomized, split-mouth, and bilateral posterior defects	16-26 years; mean 21.1	7-11 months; mean 9 months	Re-entry
Cantès et al[86] 1991 mandibular Class III defects	Randomized, between subjects,	NS	6 months	None (re-entry 1 of 27 subjects)
Cantès et al[87] 1988	Randomized within and between subjects; comparison of mandibular Class II buccal furcation defects	NS	12 months	Re-entry and sounding
Garrett et al[88] 1990	Randomized between subjects, mandibular Class II furcation defects	NS	12 months	Re-entry

Foi realizado um estudo por Rajat Bansal et al sobre[203] avaliação clínica do enxerto de compósito de hidroxiapatite e fosfato tricálcico-P no tratamento de defeitos periodontais intra-ósseos. Embora a HA e o TCP tenham uma composição química semelhante, diferem na sua capacidade de reabsorção biológica. As cerâmicas densas de HA, quando utilizadas como implantes ósseos, são praticamente não-reabsorvíveis e bio-inertes. Enquanto as cerâmicas porosas contendo PTCP apresentam afinidade para a degradação biológica a alta velocidade, são bioactivas e bioreabsorvíveis. Nery et al. estudaram a resposta dos tecidos à cerâmica BCP com diferentes rácios de HA/pTCP em defeitos ósseos periodontais. Verificaram que, entre os sete grupos de tratamento "activos", dois (65/35 e 85/15) tiveram um ganho significativamente mais elevado nos níveis de inserção à sondagem do que os três grupos (50/50, 100/0 e 0/100) (P < 0,05). Histologicamente, um rácio de HA mais elevado (mas não 100% HA) mostrou uma formação óssea nova acelerada e novos níveis de inserção. Com base nos resultados histológicos, o rácio 85 HA/15 PTCP parece demonstrar um maior ganho no nível de inserção e regeneração óssea no tratamento de defeitos ósseos periodontais. Os resultados deste estudo clínico demonstraram que o BCP é benéfico no tratamento de defeitos intra-ósseos.

Foi observada uma redução média da DP de 2,938 mm (47,04%), enquanto o ganho de inserção clínica foi de 3,188 mm (29,04%), o que foi estatística e clinicamente muito significativo. Comparativamente, Stein et al. relataram uma redução da DP de 3,6 mm e um ganho médio de inserção clínica de 3,0 mm em comparação com a linha de base. Sculean et al. demonstraram uma redução na DP média de 3,3 mm e uma redução na CAL média de 3,0 mm, que foram estatisticamente significativas. O presente estudo demonstrou um ganho ósseo de
63,195% após 6 meses da linha de base. A percentagem média de resolução do defeito desde o início até aos 6 meses foi estatisticamente significativa e semelhante à de outros estudos.

Nery et al. verificaram que os pacientes do grupo da cerâmica tiveram um ganho no nível de inserção de 1,0 mm, os do grupo da curetagem tiveram um ganho de 0,9 mm e os do grupo do implante ósseo tiveram um ganho de 0,4 mm. Embora os pacientes com PCA tenham tido um ganho maior, a diferença não foi estatisticamente significativa. Nesta população de veteranos, não só os doentes com BCP não conseguiram superar os dos grupos de controlo, como também os três grupos de tratamento foram igualmente ineficazes.

Zafiropoulos et al. trataram os defeitos intra-ósseos utilizando regeneração tecidular guiada e espongiosa autógena, isoladamente ou combinada com substitutos ósseos HA/0TCP ou xenoenxerto derivado de bovino (BDX), e verificaram que, no início do tratamento, não foram observadas diferenças estatisticamente significativas em nenhum dos parâmetros clínicos entre os grupos. Aos 12 meses, o tratamento com HA/0TCP e BDX produziu uma melhoria semelhante na regeneração do tecido intraósseo.

No presente estudo, foram seleccionados três defeitos de parede. O preenchimento ósseo foi quase completo em alguns casos, enquanto outros apresentaram preenchimento ósseo parcial. Ellegaard e Loe (1971), no seu estudo sobre 191 defeitos, verificaram que a regeneração completa tinha ocorrido em 70% dos defeitos com três paredes e em 45% dos defeitos com duas paredes.[204]

Os resultados deste estudo indicam que o HA-TCP (BCP) pode induzir uma nova formação óssea significativa devido à combinação do tamanho dos poros disponíveis e do espaço rígido para manter o suporte. A lenta bioabsorção pode ser uma vantagem naqueles em que a cicatrização óssea é lenta, e é bem tolerada pelos tecidos hospedeiros. Apenas se pode especular que a partícula sintética tem uma influência na manutenção da matriz óssea na crista óssea, o que permite a regeneração deste osso, se de facto reabsorver, e possivelmente permite ainda que o osso cresça à volta de quaisquer partículas adjacentes. Este facto é adicionalmente apoiado pelos resultados radiográficos que mostram que o material é mais estável em áreas adjacentes aos limites ósseos dos defeitos periodontais. Por conseguinte, verificou-se que o BCP é um material muito eficaz no tratamento de defeitos periodontais intra-ósseos de três paredes.

Um estudo realizado por Sergio Olate et al sobre a Comparação da Cicatrização de Enxertos Ósseos entre Osso Autógeno, Coágulo de Sangue e Matriz Óssea Bovina Anorgânica, Análises Radiográfica e Histológica. Procedimentos cirúrgicos que envolvem a reabilitação da região maxilofacial frequentemente requerem o uso de enxertos ósseos. O acompanhamento dos enxertos ósseos geralmente é feito por meio de análises clínicas e principalmente por exames de imagem, embora poucos estudos correlacionem especificamente ambos. O objetivo desta pesquisa foi estabelecer uma relação entre os exames radiográficos e o estágio do processo de reparo ósseo em defeitos criados com osso autógeno, coágulo sanguíneo e matriz óssea bovina anorgânica. Foram realizados três defeitos de 8 mm de diâmetro no osso parietal de 6 cães adultos machos da raça beagle, escolhendo-se o enxerto selecionado para cada defeito; os períodos de 3 e 6 semanas foram utilizados para análise radiográfica e histológica. Os resultados mostraram que o osso autógeno e o coágulo sanguíneo foram semelhantes entre as análises histológica e radiográfica; para o osso heterogéneo estavam presentes áreas descritas como osso na radiografia que eram partículas residuais no exame histológico. Os autores concluíram que os exames radiográficos podem ser utilizados como parâmetro para o acompanhamento da reconstrução apenas quando se utiliza enxerto ósseo autógeno.[205]

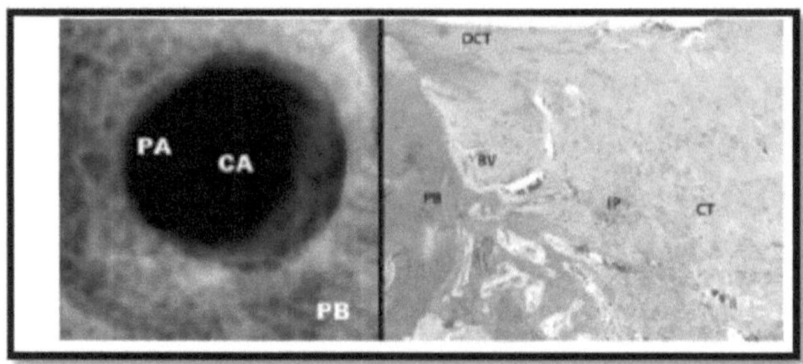

Radiografia e análise histológica (10x) para o Grupo I num período de 3 semanas. Note-se que ambos

indicam um processo de reparação ainda sem tecido ósseo recém-formado

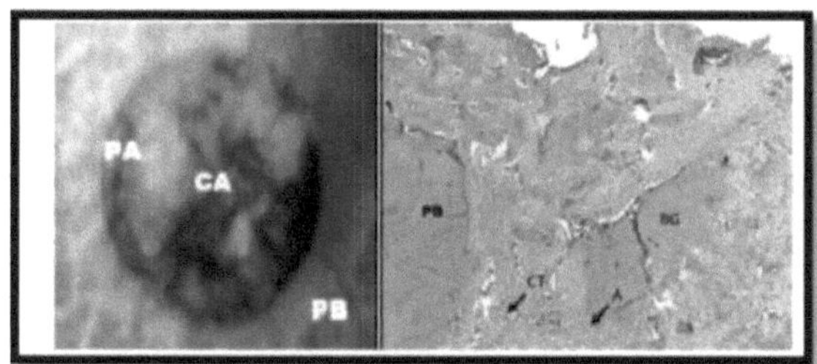

Radiografia e análise histológica (10x) para o Grupo II

num período de 3 semanas. Note-se que ambos indicam um

processo de reparação

mais avançado

do que o Grupo I, o que sugere regiões de tecido ósseo recém-formado em ambas as análises

(A).

tecido ósseo recém-formado em ambas as análises (A).

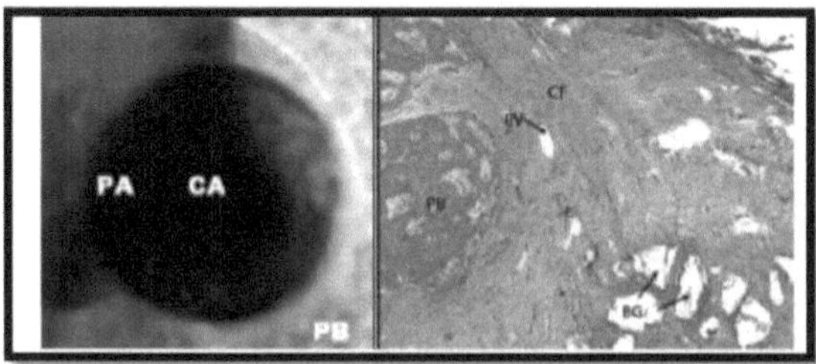

Radiografia e análise histológica (10x) para o Grupo III
num período de 3 semanas. De notar que a análise histológica mostra
material calcificado no interior. Isto não representa um
tecido ósseo
recém-formado
, mas sim partículas do material enxertado

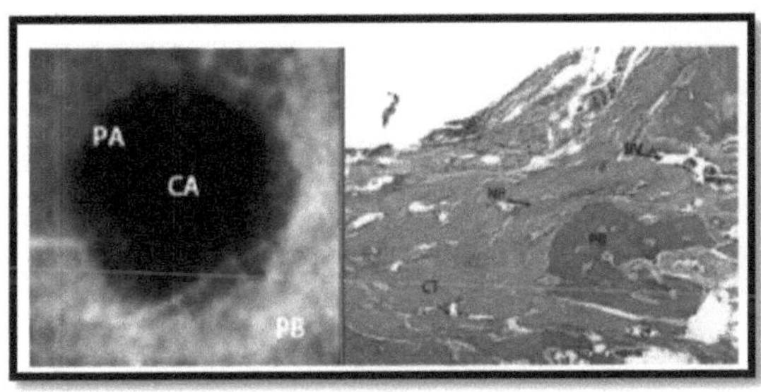

Radiografia e análise histológica (10x) para o Grupo I
num período de 6 semanas. A análise histológica mostrou alguma
remodelação na região periférica e a presença de
tecido ósseo recém-formado, tal como sugerido pela análise radiológica

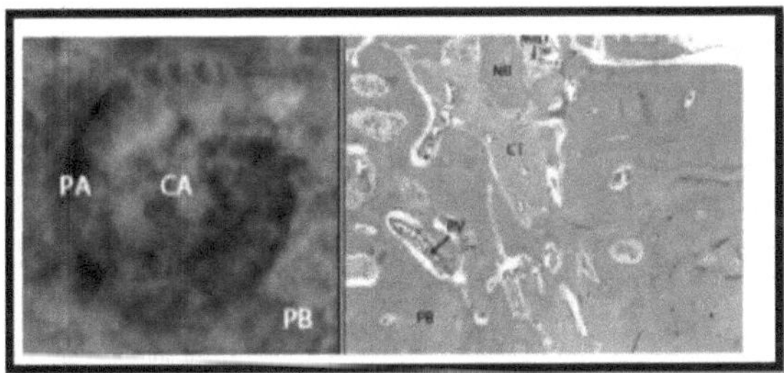

Radiografia e análise histológica (10x) para o Grupo II num período de 6 semanas. Note-se que
ambas as análises convergem para a presença de tecido ósseo maduro, sem diferença clínica
entre a região pré-existente e o tecido ósseo recém-formado.

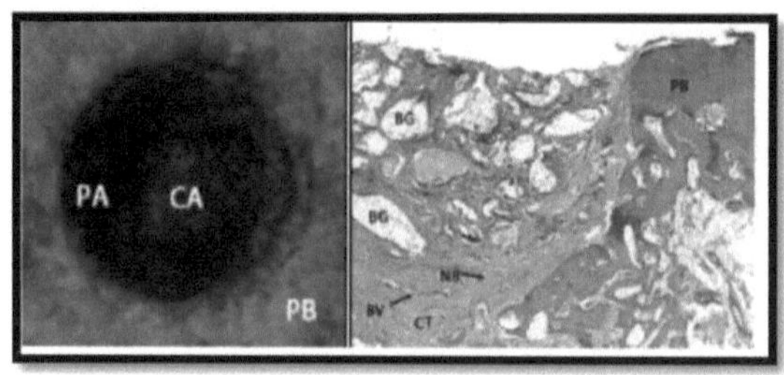

Radiografia e análise histológica (10x) para o Grupo III

num período de 6 semanas. Note-se que, embora a imagem radiológica

sugira a formação de novo osso na área do defeito, a

análise histológica mostra que

ainda há pouco

tecido ósseo recém-formado.

CAPÍTULO 5
APLICAÇÕES CLÍNICAS

DEFEITOS INTRA-ÓSSEOS:

- O objetivo do presente estudo foi avaliar a eficácia de um xenoenxerto derivado de osso bovino Bio-Oss e comparar com o desbridamento com retalho aberto em defeitos periodontais infra-ósseos humanos. Foram tratados 12 pacientes saudáveis (5 homens e 7 mulheres, com idades compreendidas entre os 30 e os 50 anos), sem doenças sistémicas, com periodontite moderada a grave. Os defeitos cirúrgicos foram incluídos se a presença de dois ou mais defeitos ósseos verticais fosse verificada por radiografias com profundidade de sondagem associada de >5,0 mm após terapia não cirúrgica. A seleção final incluiu 24 defeitos. Os defeitos foram aleatoriamente atribuídos a tratamento com xenoenxerto bovino Bio-Oss como locais experimentais ou desbridamento com retalho aberto como locais de controlo. A gestão dos tecidos moles e duros foi registada no dia da cirurgia e seis meses após a cirurgia. A resolução do defeito foi de 50,75% para os locais experimentais e de 5,45% para os locais de controlo. O Bio-Oss™ é um material de enxerto ósseo bastante prometedor. No entanto, são necessários mais estudos clínicos a longo prazo com avaliação histológica.[20]

- O objetivo deste estudo foi avaliar a eficácia do material de enxerto sintético bioativo no tratamento de defeitos periodontais intra-ósseos. Catorze defeitos intra-ósseos em doze indivíduos sistemicamente saudáveis, com periodontite crónica moderada a grave, foram avaliados após enxerto ósseo com material de preenchimento cerâmico bioativo durante um período de 6 meses. Foram efectuadas avaliações clínicas e radiográficas no início, aos 3 e 6 meses após a cirurgia. Observou-se um preenchimento radiográfico médio do defeito de 64,76% (2,49±0,5 mm) em 6 meses, o que foi estatisticamente significativo. No final do estudo, registou-se um aumento estatisticamente significativo do nível de inserção relativa de 2,71±1,13 mm e uma redução da profundidade da bolsa de sondagem de 4,21±1,18 mm. Foi observada uma diminuição significativa da mobilidade e do índice gengival. O vidro bioativo é uma opção de tratamento eficaz para a reconstrução de defeitos periodontais intra-ósseos, uma vez que conduziu a melhorias estatisticamente significativas nos parâmetros clínicos e radiográficos.[204]

- O objetivo deste estudo foi comparar o xenoenxerto derivado de bovino (BDX) Bio-Oss com o aloenxerto ósseo desmineralizado liofilizado (DFDBA) em defeitos intra-ósseos humanos. Foram tratados 17 pacientes saudáveis, sem doença sistémica, com periodontite moderada a grave (7 homens, 10 mulheres; idades entre 34 e 67 anos). Cirurgicamente, os defeitos foram incluídos apenas se a profundidade do defeito intraósseo fosse de ±3,0 mm. A seleção final incluiu 30 defeitos. Os locais foram seleccionados aleatoriamente para tratamento com DFDBA ou BDX. As medições dos tecidos moles e dos defeitos ósseos foram efectuadas no dia da cirurgia e 6 meses após a cirurgia, aquando da reentrada. A média de PD, CAL e profundidade do defeito cirúrgico para o grupo DFDBA não foi estatisticamente diferente do grupo BDX. Não se registou qualquer resposta adversa à cicatrização. Os resultados mostraram uma melhoria estatisticamente significativa na PD e AL para ambos os materiais aos 6 meses em 26 defeitos (4 defeitos não responderam à terapia). As medições dos tecidos moles para o grupo DFDBA incluíram uma redução da PD de 2,0±1,3 e um ganho de AL de

2,6±1,6 mm, enquanto o grupo BDX apresentou uma redução da PD de 3,0±1,7 mm e um ganho de AL de 3,6±1,8 mm. As medições ósseas mostraram um preenchimento ósseo de 2,4 mm (46,8%) para o grupo DFDBA e de 3,0 mm (55,8%) para o grupo BDX. Resolução do defeito foi de 59,4% para o grupo DFDBA e de 77,6% para o grupo BDX. A análise estatística revelou que não houve diferença estatística entre os dois materiais em todas as medições.[205]

- O presente estudo foi realizado com o objetivo de avaliar e comparar clinicamente e radiograficamente o efeito do vidro bioativo (BG), da hidroxiapatite (HA) e das partículas de enxerto ósseo compósito BG-HA no tratamento de defeitos periodontais infra-ósseos humanos. Foram desenvolvidos em laboratório materiais de enxerto ósseo compósito de HA, BG e BG-HA sintéticos indígenas. Vinte e oito defeitos periodontais infra-ósseos foram distribuídos igualmente (ou seja, sete defeitos) em quatro grupos. Os defeitos foram tratados separadamente com três tipos de materiais de enxerto e de forma não enxertada (apenas desbridamento com retalho aberto, controlo) para avaliar as respostas dos tecidos moles e duros após seis meses de cirurgia. A avaliação foi efectuada através do estudo de diferentes parâmetros, como o índice de placa, o índice gengival, o nível de inserção relativo, a profundidade da bolsa de sondagem e o preenchimento ósseo radiográfico na radiografia intra-oral periapical. O ganho no nível de inserção relativa, a redução da profundidade da bolsa de sondagem e o preenchimento ósseo foram estatisticamente significativos nos quatro grupos. Os locais implantados com enxerto ósseo sintético BG e BG-HA mostraram um preenchimento ósseo significativo (P<0,05) do que os locais de controlo com hidroxiapatite e sem implante. O desempenho da BG e do seu compósito foi melhor em comparação com a HA e o desbridamento de retalho aberto isolado para a reconstrução de defeitos infra-ósseos. As partículas compósitas BG-HA podem ser efetivamente utilizadas como um material de enxerto ósseo alternativo para defeitos infra-ósseos.[206]

- O objetivo deste estudo foi avaliar o potencial do aloenxerto de osso esponjoso criopreservado (CCBA) no tratamento de defeitos periodontais intra-ósseos em comparação com o desbridamento cirúrgico isolado (DEBR). O osso esponjoso foi obtido a partir de cabeças de fémur que tinham sido extraídas para procedimentos de prótese da anca e criopreservado em azoto líquido (-196 graus C) num banco de tecidos. Dez pacientes sem doenças sistémicas e doença periodontal avançada (pelo menos 2 defeitos intra-ósseos) participaram nesta investigação. Foram efectuadas medições da junção cemento-esmalte após a terapia inicial para o nível de fixação clínica; também foram medidas a recessão gengival, a profundidade da bolsa de sondagem, o índice de placa e o índice gengival e, na altura da cirurgia, a altura da crista alveolar e a profundidade do defeito ósseo. Todas as medições foram repetidas ao fim de 1 ano de reentrada. Dezasseis defeitos foram desbridados e enxertados (locais de teste) e 13 defeitos foram apenas desbridados (locais de controlo). As medições dos tecidos moles não mostraram diferenças estatísticas entre os dois grupos. O preenchimento do defeito foi significativamente maior com o CCBA (1,75 mm) do que com o DEBR (0,56 mm). A redução da profundidade do defeito foi de 2,06 mm para o CCBA e de 0,78 mm para o DEBR. Estes valores correspondem a uma percentagem de resolução do defeito de 60% para o CCBA e 29% para o DEBR. As medições do tecido duro mostraram diferenças significativas entre os 2 grupos. O CCBA parece ser eficaz no tratamento a curto prazo de defeitos periodontais intra-ósseos[207].

- O objetivo do presente estudo é comparar a eficácia relativa do enxerto autógeno intra-oral e da matriz óssea alogénica descalcificada (DABM) no tratamento de defeitos intra-ósseos periodontais. No presente estudo, 30 pacientes no grupo etário dos 30-50 anos com dois defeitos intra-ósseos quase idênticos, em ambos os lados da boca/ maxilar superior e inferior, com base nas observações radiográficas, foram seleccionados de entre os pacientes que visitaram o Departamento de Periodontologia e Medicina Oral, Punjab Government Dental College and Hospital, Amritsar. Um dos defeitos foi selecionado aleatoriamente e preenchido com enxerto esponjoso autógeno e o outro com DABM. A avaliação pós-operatória foi efectuada através de radiografias, 12 semanas e 24 semanas após a cirurgia. Foi alcançado um preenchimento ósseo definitivo tanto com o auto-enxerto ósseo livre intra-oral como com o DABM às 12 semanas de observação, que aumentou significativamente às 24 semanas de observação. Verificou-se que o preenchimento ósseo obtido com o auto-enxerto ósseo livre intra-oral era significativamente superior ao obtido com o DABM, tanto às 12 como às 24 semanas de observação pós-operatória. Dentro das limitações deste estudo, este estabelece a superioridade do auto-enxerto ósseo livre intra-oral sobre o enxerto de DABM na correção dos defeitos intra-ósseos.[208]

CAPÍTULO 6
DEFEITOS DE FURCA:

- O presente estudo foi realizado com o objetivo de avaliar a eficácia da combinação de aloplastos ósseos de hidroxiapatite e fosfato tricálcico 0 com membrana de regeneração tecidular guiada bioreabsorvível para o tratamento de defeitos de furca de grau II mandibulares. Participaram no estudo um total de 8 pacientes, 4 do sexo feminino e 4 do sexo masculino, com idades compreendidas entre os 18 e os 65 anos, com defeitos de furca de grau II bilaterais em molares inferiores. As seguintes medidas clínicas foram registadas no início do estudo, bem como três e seis meses após a cirurgia. A redução média dos valores da profundidade de sondagem vertical nos grupos de teste e de controlo foi de 1,50 e 1,38 mm, respetivamente. A membrana reabsorvível GTR com material ósseo foi mais eficaz do que o desbridamento aberto isolado, no tratamento de defeitos de furca.[209]

- Um estudo avaliou a utilização de um novo material ósseo de engenharia de tecidos baseado em xenoenxertos que fornece os componentes inorgânicos e orgânicos; individualmente e em conjunto com um material sintético bioreabsorvível. Foram seleccionados 6 pacientes com 18 furcações de grau II de material após a conclusão da fase inicial em todos os pacientes. Os locais seleccionados foram divididos aleatoriamente em grupos de controlo e experimental e foram tratados com um desenho de boca dividida. As localizações de controlo foram tratadas com desbridamento de retalho e colocação de enxerto de matriz óssea anorgânica, enquanto as localizações experimentais receberam desbridamento de retalho, enxerto de matriz óssea anorgânica e membrana bioreabsorvível sintética. Todos os parâmetros registados mostraram uma redução significativa desde a linha de base até aos 9 meses, tanto no grupo experimental como no grupo de controlo; todos os parâmetros mostraram resultados marginalmente melhores no grupo de controlo, embora nenhum deles fosse clinicamente significativo. Os resultados deste estudo sugerem que a utilização de enxerto de matriz óssea anorgânica juntamente com uma membrana bioreabsorvível e sem membrana é benéfica para o tratamento de furcações de grau II. Em termos de custo-benefício, o enxerto ósseo isolado parece ser uma escolha melhor para o tratamento regenerativo do envolvimento da furca.[210]

- Este estudo clínico comparou a capacidade de regeneração óssea do procedimento GTR comummente utilizado (aloenxerto ósseo desmineralizado liofilizado [DFDBA] e uma membrana de politetrafluoroetileno expandido [ePTFE]) com o DFDBA e uma barreira de exclusão de sulfato de cálcio de grau médico hemihidratado [MGCSH]. 13 pares de defeitos de furca de classe II de molares inferiores foram

avaliados em 13 pacientes. As medições clínicas da largura gengival queratinizada, profundidade de sondagem e recessão foram registadas antes do tratamento. Após a elevação do retalho e o desbridamento do defeito da furca, foi utilizado um stent de referência oclusal e sondas periodontais para medir as dimensões verticais, horizontais e intra-ósseas do defeito até ao milímetro mais próximo. As furcações tratadas com MGCSH demonstraram uma redução média da profundidade de sondagem entre a linha de base e os 6 meses (1,00± 0,82mm, P<0,05) e entre a linha de base e os 12 meses (1,31± 0,85mm, P<0,05). O preenchimento horizontal do defeito foi significativamente maior para o ePTFE (36,7%) versus MGCSH (23,8%) (P<0,02). Em defeitos seleccionados, foram obtidas melhores medições clínicas com DFDBA/MGCSH, bem como com DFDBA/ePTFE. Ambos os tratamentos obtiveram um preenchimento significativo do defeito horizontal aos 6 meses. O DFDBA/ePTFE apresentou um preenchimento de defeitos horizontais significativamente maior em comparação com o DFDBA/MGCSH.[211]

CAPÍTULO 7
ENXERTO ÓSSEO COM GTR:

- O presente estudo tem como objetivo estudar o efeito do fornecimento de espaço por um material aloplástico na redução da área de defeito ósseo (BDA) em defeitos de duas paredes. 20 defeitos intra-ósseos interproximais de duas paredes em pacientes saudáveis não fumadores com periodontite crónica foram divididos aleatoriamente em grupo de controlo (Grupo 1, periósteo isolado) e grupo experimental (Grupo 2, periósteo com material de enxerto aloplástico). As medições da profundidade de sondagem (PD), do nível de inserção clínica (CAL) e da área do defeito ósseo radiográfico foram efectuadas na avaliação inicial e aos 6 meses de pós-operatório. A avaliação pós-operatória de 6 meses mostrou melhorias clínicas e radiográficas com redução da profundidade de sondagem, ganho do nível de inserção clínica e alterações na área do defeito ósseo em ambos os grupos. No entanto, a redução da área do defeito ósseo foi estatisticamente significativa maior no grupo 2 (48,88 ± 18,61%) em comparação com o grupo 1 (14,08% ± 12,97%) aos 6 meses de acompanhamento (P<0,009). Pode concluir-se que o fornecimento de espaço por um material de enxerto aloplástico aumenta o potencial regenerativo do pedículo do periósteo marginal como membrana GTR e resulta num aumento do preenchimento do defeito.[212]

O objetivo deste estudo foi comparar a resposta de cicatrização após o tratamento com regeneração tecidular guiada (RTG) de defeitos intra-ósseos semelhantes em pacientes afectados por periodontite de início precoce e crónica do adulto. Vinte indivíduos sistemicamente saudáveis, não fumadores, foram incluídos no estudo; 10 eram afectados por periodontite de início precoce (EOP) e 10 por periodontite crónica do adulto (CAP). Em cada sujeito, apenas um defeito ósseo vertical profundo (componente intraósseo > 4 mm, nível de inserção à sondagem > ou = 8 mm) foi tratado de acordo com os princípios da terapia GTR com membranas de ePTFE reforçadas com titânio. No momento da cirurgia e no seguimento de 1 ano, foi realizado um teste microbiológico para a identificação dos principais periodontopatógenos em cada um dos locais tratados. Os resultados do estudo demonstraram que os defeitos intra-ósseos profundos em pacientes com EOP podem ser tratados com sucesso através de procedimentos GTR e que a supressão de periodontopatógenos abaixo dos valores limiares pode ser mantida durante pelo menos 1 ano, desde que o paciente esteja inscrito num programa de manutenção que consiste em visitas para limpeza profissional dos dentes e reforço das medidas de higiene oral auto-realizadas em intervalos de 1 mês.[212]

ENXERTO ÓSSEO COM FACTORES DE CRESCIMENTO:

- O objetivo deste estudo foi avaliar o estado periodontal regeneração/maturação após a aplicação de rhGDF5/ 0TCP utilizando um modelo de defeito periodontal estabelecido e um intervalo de cicatrização de 24 semanas. Defeitos periodontais intra-ósseos unilaterais, criados cirurgicamente, de 4^4x5 mm (comprimento x largura x altura), uma parede, tamanho crítico, nos segundos e quartos pré-molares inferiores em cinco cães adultos jovens da raça Beagle receberam rhGDF5/ 0TCP. As localizações bilaterais no quarto pré-molar dos outros quatro cães serviram como controlos pristinos que receberam cirurgia de retalho mucogengival sem indução de defeitos. Os animais foram submetidos a eutanásia às 24 semanas para análise histológica. Embora a contagem de inserção da fibra de Sharpey não tenha sofrido alterações significativas, o cemento regenerado à distância do ligamento periodontal intacto pareceu mais altamente mineralizado e mais espesso às 24 semanas, em comparação com as 8 semanas, e em comparação com o cemento pristino.

Permaneceu um mínimo de 0TCP. Estas observações de 24 semanas sugerem que os tecidos periodontais regenerados em locais que recebem rhGDF5/ 0TCP sofrem uma maturação progressiva sem reacções tecidulares aberrantes debilitantes.[213]

- O objetivo deste estudo foi avaliar a formação de cemento e osso alveolar, e eventos de cicatrização aberrantes após a implantação cirúrgica de rhGDF5 num suporte de esponja de colagénio absorvível (ACS) utilizando um modelo de defeito periodontal estabelecido. Foram criados cirurgicamente defeitos periodontais intra-ósseos bilaterais de 4x5 mm (largura x profundidade), numa parede, de tamanho crítico, nos segundos e quartos dentes pré-molares inferiores em 15 cães Beagle. Cinco animais receberam 1 microg/defeito e cinco animais 20 microg/defeito de rhGDF-5 em locais de defeito unilateral. Os locais contralaterais receberam tratamentos relatados noutro local. Cinco animais receberam rhGDF5/ACS com 0 (controlo tampão) e 100 microg/defeito de rhGDF-5 nos locais dos defeitos contralaterais. Os animais foram submetidos a eutanásia 8 semanas após a cirurgia para avaliação histológica e histométrica. A implantação cirúrgica de rhGDF-5 estimulou uma regeneração periodontal significativa. A formação de cemento foi significativamente melhorada nos locais. Da mesma forma, a altura da formação óssea foi significativamente maior nos locais que receberam rhGDF-5 (1 e 100 microg) em comparação com o controlo (p<0,05). Não houve diferenças significativas ou notáveis na formação de osso e cemento dentro do intervalo de dose selecionado (1, 20 e 100 microg de rhGDF-5). Nenhum dos locais de controlo ou de rhGDF-5 apresentou reabsorção radicular, anquilose ou outras reacções tecidulares aberrantes. A implantação cirúrgica de rhGDF-5/ ACS pode ser utilizada com segurança para apoiar a cicatrização/regeneração de feridas periodontais em defeitos periodontais intra-ósseos sem complicações.[214]

- O objetivo deste estudo foi avaliar a maturação do osso alveolar a longo prazo (24 semanas) após a aplicação cirúrgica do fator de crescimento/diferenciação humano recombinante 5 (rhGDF5) num suporte de compósito injetável de ácido poli-láctido-co-glicolídeo (PLGA), utilizando um modelo estabelecido de defeito periodontal. Defeitos periodontais intra-ósseos de rotina, bilaterais, 4x5 mm (largura x profundidade), 1 parede, tamanho crítico, foram criados cirurgicamente no 2º e 4º dentes pré-molares mandibulares em 10 cães Beagle. Os animais foram randomizados para receber (desenho de boca dividida; locais de defeito no mesmo quadrante da mandíbula recebendo o mesmo tratamento) rhGDF5/ PLGA alta dose (188 pg/defeito) versus controlo de cirurgia simulada (5 animais), e rhGDF5/ PLGA baixa dose (37 pg/defeito) versus controlo de portador (5 animais). Os animais foram submetidos a eutanásia para análise histométrica após um intervalo de cicatrização de 24 semanas. A cicatrização clínica decorreu sem intercorrências. A dose elevada de rhGDF-5 aumentou significativamente a formação óssea em comparação com os controlos em termos de área óssea (p <0,05), e foi observado um elevado grau de maturação óssea no grupo de dose elevada de rhGDF-5/ PLGA. Não foi observada reabsorção radicular/anquilose ou outros eventos de cicatrização aberrantes. O rhGDF-5/PLGA parece apoiar a cicatrização/regeneração do osso alveolar e a dose elevada de rhGDF-5/ PLGA aumentou de forma única a maturação do osso regenerado.[216]

ENXERTO ÓSSEO COM PRP:

- Este estudo comparou a eficácia clínica de uma terapia combinada constituída por mineral ósseo poroso bovino (BPBM), regeneração tecidular guiada (GTR) e plasma rico em plaquetas (PRP) na regeneração de defeitos intra-ósseos periodontais em humanos. Vinte e oito defeitos intra-ósseos emparelhados foram tratados cirurgicamente utilizando um desenho de boca dividida. Os defeitos foram tratados com BPBM, GTR, e PRP (experimental), ou com desbridamento de retalho aberto (controlo). Os parâmetros clínicos avaliados incluíram alterações no nível de inserção, profundidade da bolsa e preenchimento do defeito, conforme revelado pela reentrada aos 6 meses. As profundidades das bolsas pré-operatórias, os níveis de inserção e as medições ósseas trans-operatórias foram semelhantes nos dois grupos. As medições pós-cirúrgicas efectuadas aos 6 meses revelaram que ambas as modalidades de tratamento diminuíram significativamente a profundidade da bolsa e aumentaram a fixação clínica e o preenchimento do defeito em comparação com a linha de base. Estas diferenças entre grupos foram estatisticamente significativas a favor dos defeitos experimentais. A terapia combinada foi também clinicamente mais eficaz do que o desbridamento com retalho aberto. A superioridade do grupo experimental não pôde ser atribuída apenas à intervenção cirúrgica e foi provavelmente um resultado da aplicação de BPBM/GTR/ PRP. A combinação de BPBM, GTR e PRP foi uma modalidade eficaz de tratamento regenerativo para defeitos intra-ósseos em pacientes com periodontite avançada.[220]

- Este estudo compara a cicatrização e formação óssea em 4 defeitos cranianos em coelhos enxertados com osso autógeno, xenoenxerto e

xenoenxerto com PRP (com um grupo sem enxerto como controlo).
Foram incluídos 15 coelhos brancos da Nova Zelândia. 5 coelhos foram
avaliados ao fim de 1 mês, 5 ao fim de 2 meses e 5 ao fim de 4 meses.
Foram utilizadas radiografias para avaliar a densidade óssea.
Radiograficamente, os locais em que foram enxertados Bio-Oss, osso
autógeno e Bio-Oss + PRP mostraram um aumento significativo da
densidade óssea ao fim de 1 mês e 4 meses. As zonas de osso autógeno e
as zonas de Bio-Oss + PRP também mostraram aumentos significativos
aos 2 meses. Histomorfometricamente, as zonas de osso autógeno
apresentaram um aumento significativamente maior do que as zonas de
controlo, as zonas Bio-Oss e as zonas Bio-Oss + PRP. Além disso, as
zonas Bio-Oss + PRP apresentaram um aumento significativamente
maior da área óssea ao fim de 1, 2 e 4 meses do que as zonas Bio-Oss
isoladas ao fim de 1 mês e 4 meses. As radiografias mostraram uma
densidade óssea significativamente maior nas zonas de Bio-Oss, osso
autógeno e Bio-Oss + PRP do que nas zonas de controlo em quase todos
os momentos avaliados: no entanto, é difícil determinar o significado
clínico, uma vez que todos os materiais pareciam densos na radiografia.
Este estudo mostrou um aumento histomorfométrico na formação óssea
com a adição de PRP ao Bio-Oss em defeitos de tamanho não crítico em
crânio de coelho.[221]

- O objetivo deste estudo clínico controlado foi comparar a resposta clínica
de lâminas de periósteo cultivado humano (HCP) em combinação com
plasma rico em plaquetas (PRP) e grânulos porosos de hidroxiapatite
(HA) com uma mistura de PRP e HA no tratamento de defeitos
periodontais infra-ósseos humanos. Trinta defeitos ósseos infra-ósseos
interproximais em 30 indivíduos saudáveis, não fumadores,
diagnosticados com periodontite crónica foram incluídos neste estudo. Os

indivíduos foram distribuídos aleatoriamente pelo grupo de teste (folhas de HCP combinadas com PRP e HA) ou pelo grupo de controlo (PRP com HA). Foram efectuadas medições clínicas e radiográficas no início do estudo e na avaliação pós-cirúrgica de 12 meses. Em comparação com o PRP com HA, o tratamento com uma combinação de folhas de HCP, PRP e HA levou a uma melhoria clínica significativamente mais favorável nos defeitos periodontais infra-ósseos. Um fator que provavelmente contribuiu para estes resultados clínicos favoráveis foi a presença de células osteogénicas nas lâminas de HCP, que proporcionaram um maior potencial de regeneração.[222]

- O objetivo do estudo é avaliar os resultados de cicatrização de defeitos intra-ósseos após o tratamento com plasma rico em plaquetas (PRP) versus plasma pobre em plaquetas (PPP) combinado com xenoenxerto derivado de bovino (BDX). Utilizando um desenho de boca dividida, um total de 79 defeitos intra-ósseos com um componente intraósseo de > 3 mm em 20 pacientes foram tratados com PRP/BDX (Grupo 1) ou

  PPP/BDX (Grupo 2). No início e 12 meses após a cirurgia, foram registados os índices de hemorragia da placa e do sulco, a profundidade de sondagem (PD), o nível de inserção clínica relativa, a recessão e a sondagem e os níveis ósseos radiográficos. Dentro das limitações, estes resultados sugerem que os resultados do tratamento após aplicações de PRP/BDX e PPP/BDX em defeitos intra-ósseos são semelhantes. Quando as contagens de plaquetas são tidas em consideração, o PPP parece demonstrar uma eficácia clínica semelhante à do PRP.[223]

ENXERTO ÓSSEO COM PRF:

- O presente estudo teve como objetivo investigar a eficácia clínica e radiológica do PRF autólogo no tratamento de defeitos intra-ósseos de pacientes com periodontite crónica. Trinta e dois defeitos intra-ósseos (um local/paciente) foram tratados com PRF autólogo ou apenas com um desbridamento convencional com retalho aberto. Parâmetros clínicos como o índice de placa (IP), o índice de hemorragia do sulco (SBI), a profundidade de sondagem (PD), o nível de inserção clínica (CAL) e o nível marginal gengival (GML) foram registados no início e 9 meses após a cirurgia. Em ambos os grupos, utilizando o software de análise de imagem, o preenchimento do defeito intraósseo foi calculado em radiografias padronizadas (a partir da linha de base e 9 meses). Para todos os parâmetros clínicos e radiográficos, o grupo de teste teve um melhor desempenho do que o grupo de controlo, e a diferença foi considerada estatisticamente significativa. No grupo de teste, a DP de >4 mm tem a maior percentagem de redução da DP (68,9%) e ganho de CAL (61,6%). Na análise da distribuição de frequências, não houve mais diferenças na redução da DP em ambos os grupos, mas o ganho de CAL foi muito maior no grupo de teste do que no grupo de controlo. Dentro dos limites do presente estudo, verificou-se uma maior redução da DP, um maior ganho de CAL e um maior preenchimento do defeito intraósseo nos locais tratados com PRF do que apenas com o desbridamento com retalho aberto.[224]

- O objetivo deste estudo foi examinar a adequação do PRF autólogo como tratamento regenerativo para defeitos intra-ósseos periodontais em humanos e examinar a capacidade do BPBM para aumentar os efeitos regenerativos exercidos pelo PRF. Utilizando um desenho de boca dividida, 17 defeitos intra-ósseos emparelhados foram tratados aleatoriamente com PRF ou com a combinação PRF-BPBM. As cirurgias de reentrada foram efectuadas aos 6 meses. Os resultados primários do estudo foram as alterações na profundidade da bolsa, nível de inserção e preenchimento do defeito. As profundidades das bolsas pré-operatórias, os níveis de inserção e as medições ósseas transoperatórias foram semelhantes para os grupos PRF e PRF-BPBM. Os resultados deste estudo indicam que o PRF pode melhorar os parâmetros clínicos associados aos defeitos periodontais intra-ósseos humanos, e o BPBM tem a capacidade de aumentar os efeitos do PRF na redução da profundidade de bolsa, melhorando os níveis de inserção clínica e promovendo o preenchimento do defeito.[225]

ENXERTO ÓSSEO COM EMD

- O objetivo deste estudo clínico prospetivo multicêntrico controlado foi avaliar a eficácia do Emdogain (Biora), um derivado da matriz do esmalte (EMD), quando combinado com o tratamento cirúrgico de defeitos angulares periodontais, em comparação com a cirurgia isolada, durante 24 meses de acompanhamento. O estudo foi realizado em seis universidades italianas e em 11 consultórios privados.

Os pacientes com defeitos angulares de uma, duas ou três paredes foram incluídos se a profundidade do defeito intraósseo (IBD) fosse de 4 mm ou mais e a profundidade da bolsa de sondagem (PPD) fosse de pelo menos 6 mm. Foram distribuídos aleatoriamente pelos grupos de teste ou de controlo. O grupo de teste foi tratado com o retalho simplificado de preservação da papila (SPP) mais Emdogain após condicionamento radicular com ácido etilenodiaminotetracético. O grupo de controlo foi tratado apenas com SPP. O índice de placa, o índice gengival, o PPD e o nível de inserção periodontal (PAL) nos locais cirúrgicos foram avaliados no exame pré-cirúrgico (baseline). O IBD foi medido intra-operatoriamente após o desbridamento. O IBD também foi avaliado com uma técnica assistida por computador, a partir de radiografias periapicais. O índice de placa, o índice gengival, o PPD, o PAL e o IBD foram avaliados aos 12 e 24 meses após a cirurgia. Os dados foram ainda divididos em dois subgrupos de acordo com o IBD de base (6 mm ou menos e mais de 6 mm). Cento e cinquenta e três pacientes foram recrutados, representando 195 defeitos intra-ósseos: 83 pacientes (108 defeitos) e 70 pacientes (87 defeitos) foram atribuídos aos grupos de teste e de controlo, respetivamente. Todos os parâmetros foram melhorados aos 12 e 24 meses, em comparação com a linha de base em ambos os grupos. No grupo de teste, o IBD, o PPD e o PAL aos 12 meses foram significativamente melhores do que estes parâmetros no grupo de controlo. O subgrupo de teste com IBD de mais de 6 mm na linha de base apresentou um melhor resultado quando comparado com o subgrupo de IBD de 6 mm ou menos. Não foram registados quaisquer efeitos adversos significativos relacionados com a utilização do Emdogain. A utilização do EMD como adjuvante da cirurgia periodontal no tratamento de defeitos angulares melhorou significativamente a taxa e o grau de regeneração periodontal. O grupo de controlo também apresentou uma regeneração significativa dos tecidos, mas a um ritmo mais lento em comparação com o grupo Emdogain. O procedimento cirúrgico em si, com o seu objetivo de preservação máxima do

O potencial regenerativo dos tecidos periodontais, provou ser eficaz no tratamento de defeitos angulares periodontais. As bolsas com IBD superiores a 6 mm registaram uma melhoria significativa quando tratadas com Emdogain.[226]

- O presente estudo avaliou os padrões de cicatrização após a aplicação cirúrgica de paredes de CPC com e sem um derivado de matriz de esmalte (EMD) em defeitos infra-ósseos de 1 parede em cães. Os defeitos infra-ósseos de uma parede (5x5x4 mm) foram criados cirurgicamente nas faces mesial e distal dos quartos pré-molares mandibulares bilaterais em quatro cães beagle. Após a elevação de um retalho de espessura total, as superfícies radiculares expostas foram cuidadosamente aplainadas. Os 16 defeitos foram atribuídos aleatoriamente a uma das seguintes condições experimentais: CPC, CPC+EMD, EMD, e desbridamento com retalho aberto (OFD). Dez semanas após a cirurgia, os animais foram sacrificados e as amostras histológicas foram preparadas para avaliação histomorfométrica. Os locais dos defeitos tratados com EMD apenas exibiram graus variáveis de novo cemento e formação de novo osso, enquanto o grupo OFD apresentou apenas formação limitada de novo cemento e osso. Os locais dos defeitos onde foi implantada uma parede de CPC (grupos CPC e CPC+EMD) revelaram uma regeneração significativamente maior de novo osso e novo cemento do que nos grupos EMD e OFD. Não foram observadas diferenças significativas entre os grupos CPC e CPC+EMD. As paredes de CPC com e sem EMD promoveram a regeneração do osso alveolar e do cemento em defeitos infra-ósseos de 1 parede. Acredita-se que o espaço e a cicatrização estável da ferida são cruciais para a regeneração periodontal em defeitos infra-ósseos não contidos.[227]

- O objetivo deste estudo foi a comparação dos resultados da utilização de um derivado da matriz de esmalte (EMD) ou de uma hidroxiapatite nanocristalina (NHA) na terapia periodontal regenerativa após 6 e 12 meses. Utilizando um grupo paralelo, desenho de estudo prospetivo e aleatório, inscrevemos 19 pacientes em cada grupo. O resultado primário foi o preenchimento ósseo após 12 meses. O ganho de inserção, a redução da profundidade da bolsa à sondagem (PPD) e a recessão foram variáveis secundárias. Adicionalmente, a cicatrização precoce da ferida e os eventos adversos foram avaliados. A análise dos dados incluiu o teste de não inferioridade do grupo NHA (teste) em comparação com o grupo EMD (referência) no preenchimento ósseo. Os resultados clínicos foram semelhantes em ambos os grupos. A EMD pode ter alguma vantagem em comparação com a NHA no que respeita ao conforto dos doentes e aos eventos adversos.[227]

- O objetivo do presente estudo foi investigar a eficácia de um procedimento regenerativo baseado na preservação dos tecidos moles supra-crestais em associação com a aplicação combinada de enxerto ósseo autógeno (AB) e derivado de matriz de esmalte (EMD) no tratamento de defeitos intra-ósseos periodontais profundos. Foram incluídos treze pacientes tratados consecutivamente, sete do sexo feminino e seis do sexo masculino, com idades compreendidas entre os 30 e os 65 anos, três fumadores. Foi selecionado um total de 15 defeitos intra-ósseos profundos, de uma a duas paredes. Imediatamente antes da cirurgia e 6 meses após a cirurgia, foram registados a profundidade de sondagem da bolsa (PPD), o nível de inserção clínica (CAL) e a recessão gengival (REC). A PPD era de 9,4+/-1,8 mm antes da cirurgia e diminuiu para 4,7+/-1,2 mm após a cirurgia (p<0,0000). A CAL variou de 10,5+/-2,0 mm antes da cirurgia para 6,2+/-1,7 mm após a cirurgia (p<0,0000), com um ganho médio de CAL de 4,3+/-1,4 mm. Catorze (93,3%) defeitos apresentaram ganho de CAL >/=3 mm. A alteração do REC foi de 0,4+/-0,7 mm. Os resultados do presente estudo indicaram que um procedimento regenerativo baseado na preservação dos tecidos moles supra-crestais e no tratamento combinado AB/EMD conduz a uma melhoria clínica e estatisticamente significativa das condições dos tecidos moles dos defeitos intra-ósseos periodontais profundos.[228]

- O objetivo deste estudo é avaliar o efeito da proteína morfogenética óssea humana recombinante 2 (rhBMP-2) associada aos materiais substitutos ósseos fosfato beta-tricálcico (0-TCP), fosfato de cálcio bifásico (BCP) e mineral ósseo bovino na regeneração óssea vertical guiada (ROG) em calvária de coelhos. Quatro cilindros de titânio foram fixados na calvária de 22 coelhos. No grupo 1 (n = 10), três cilindros foram preenchidos aleatoriamente com um dos materiais de teste e um cilindro foi preenchido com um coágulo de sangue (CL). No grupo 2 (n = 12), os cilindros foram aleatoriamente atribuídos aos mesmos materiais e CL, mas com a adição de rhBMP-2. As etiquetas ósseas foram injectadas ao longo de 13 semanas e a eutanásia foi realizada 14 semanas após a cirurgia em ambos os grupos. O volume médio e a área de crescimento tecidual foram maiores no grupo 2 (com rhBMP-2) do que no grupo 1 (sem rhBMP-2), independentemente do material utilizado (P <0,001). O volume médio de crescimento tecidual no cilindro CL foi menor do que o observado com todos os outros materiais (P<0,001) em ambos os grupos. A árca média de osso regenerado no cilindro de CL foi menor do que a observada no cilindro de 0-TCP (P = 0,028). O estudo histológico revelou maior quantidade de osso lamelar no grupo rhBMP-2, com maior nível de biodegradação de todos os materiais substitutos ósseos testados. A utilização de rhBMP-2/esponja de colagénio absorvível (ACS) combinada com todos os materiais substitutos ósseos testados resultou numa maior quantidade de formação óssea do que a produzida com os materiais substitutos ósseos isoladamente ou rhBMP-2/(ACS) e CL utilizando o modelo GBR da calvária de coelho.[230]

ENXERTOS ÓSSEOS NA CIRURGIA DE IMPLANTES:

- Os objectivos do presente estudo foram: (1) avaliar os resultados da regeneração óssea vertical guiada (ROG) com enxertos de osso autógeno particulado, (2) determinar clínica e radiograficamente as taxas de sucesso e sobrevivência de 82 implantes colocados nesses locais cirúrgicos após carga protética durante 12 a 72 meses, e (3) comparar defeitos que foram tratados simultaneamente com aumento do seio maxilar e ROG vertical com outras áreas da mandíbula tratadas apenas com ROG vertical. Oitenta e dois implantes foram inseridos em 35 pacientes com 36 defeitos ósseos verticais tridimensionais. Os pacientes foram divididos em três grupos: dentes unitários em falta (grupo A), dentes múltiplos em falta (grupo B) e defeitos verticais apenas na maxila posterior (grupo C). Todos os indivíduos do grupo C foram tratados simultaneamente com aumentos verticais e sinusais. Todos os pacientes foram tratados com aumento vertical do rebordo utilizando membranas de politetrafluoroetileno reforçadas com titânio (e-PTFE) e autoenxertos particulados. Após a remoção da membrana de e-PTFE, todos os locais receberam uma membrana de colagénio. Aquando da remoção da membrana, o aumento vertical médio foi de 5,5 mm (± 2,29 mm). A remodelação média combinada da crista foi de 1,01 mm (± 0,57 mm) aos 12 meses, que se manteve estável durante o período de acompanhamento de 6 anos. Não se registaram diferenças estatisticamente significativas entre os três grupos na remodelação óssea marginal média. Um defeito teve uma complicação do enxerto ósseo (2,78%, 95% CI: 0,00%, 8,15%). A taxa de sobrevivência global dos implantes foi de 100%, com uma taxa de sucesso cumulativa de 94,7%. : (1) O aumento vertical com membranas de e-PTFE e autoenxertos particulados é um tratamento seguro e previsível; (2) as taxas de sucesso e de sobrevivência dos implantes colocados em osso verticalmente aumentado com a técnica GBR parecem ser semelhantes às dos implantes colocados em osso nativo em condições de carga; (3) as taxas de sucesso e de insucesso dos implantes colocados em osso regenerado simultaneamente com técnicas de aumento vertical e sinusal comparam-se favoravelmente às dos implantes que requerem apenas aumento vertical.[231]

- A inserção de implantes dentários num local com baixa qualidade óssea ou defeito ósseo deve ser precedida de um enxerto ósseo ou da inserção de um enxerto ósseo artificial para cicatrizar o defeito. O fosfato beta-tricálcico (0-TCP) e o compósito de hidrogel à base de poloxâmero 407 e a penetração do compósito 0-TCP/hidrogel na área periimplantar do osso foram avaliados através de experiências com blocos de osso poroso. A profundidade máxima de penetração para blocos de osso poroso e blocos de osso denso foi de 524 gm e 464 gm, respetivamente. Relatamos o desempenho in vivo de um compósito de 0-TCP/hidrogel como transportador de proteína morfogenética óssea humana recombinante (rhBMP-2), implantado num modelo de defeito da tíbia de coelho. Três orifícios perfurados em cada tíbia de oito coelhos machos foram (1) enxertados com acessórios de implantes dentários; (2) preenchidos com compósito 0-TCP/hidrogel (contendo 5 gg de rhBMP-2), seguido de enxerto dos acessórios de implantes dentários. Quatro semanas depois, a relação de contacto osso-implante e a formação óssea periimplantar foram analisadas por radiografia, micro-CT e histologia de espécimes não descalcificados. Os resultados da micro-CT mostraram um nível significativamente mais elevado de espessura trabecular e de formação de osso novo e de osso novo peri-implantar no tratamento experimental em comparação com o tratamento de controlo. A histomorfometria revelou um rácio de contacto osso-implante e formação óssea peri-implantar significativamente mais elevados com o tratamento experimental. A utilização do compósito de hidrogel 0-TCP/poloxâmero 407 como transportador de rhBMP-2 promoveu significativamente a formação de osso novo à volta do implante dentário e também melhorou a qualidade do osso novo formado no espaço da medula tibial.[233]

- O objetivo desta experiência de tomografia microcomputada foi avaliar a eficácia da utilização de PDGF e xenoenxerto (com ou sem CM) para ROG à volta de implantes imediatos com defeitos de deiscência. Dez cães beagle foram submetidos a extracções atraumáticas bilaterais de segundos e quartos pré-molares de ambas as arcadas. Foi criado um defeito de deiscência padronizado (6*3 mm) no osso bucal e foram colocados implantes imediatos nas cavidades distais em cada local. Os animais foram divididos aleatoriamente em três grupos: 1) grupo 1, xenoenxerto com rhPDGF foi colocado e coberto com CM; 2) grupo 2, xenoenxerto com rhPDGF foi colocado sobre os defeitos; e 3) grupo 3, quatro implantes imediatos foram associados à deiscência (controlos). Após 16 semanas, os animais foram sacrificados e os segmentos de mandíbula foram avaliados quanto à espessura óssea vestibular (BBT), volume ósseo vestibular (BBV), altura óssea vertical (VBH) e contacto osso-implante (BIC) através de tomografia microcomputada. A BBT foi maior no grupo 2 (1,533 ± 0,89 mm) do que no grupo 1 (0,745 ± 0,322 mm) (P <0,001) e no grupo 3 (0,257 ± 0,232 mm) (P <0,05). O BBV foi maior no grupo 2 (67,87 ± 19,83 mm(3)) do que no grupo 1 (42,47 ± 6,78 mm(3)) (P <0,05) e no grupo 3 (19,12 ± 4,06 mm(3)) (P <0,001). O VBH foi maior no grupo 2 (6,36 ± 1,37 mm) do que no grupo 3 (0,00 ± 0,00 mm) (P <0,001). O VBH foi maior no grupo 1 (3,91 ± 2,68 mm) do que no grupo 3 (0,00 ± 0,00 mm) (P <0,05). O BIC foi maior no grupo 2 (67,25% ± 13,42%) do que no grupo 1 (36,25% ± 12,78%) (P <0,05) e no grupo

3 (30.25% ± 7.27%) (P <0.01). A ROG em torno de implantes imediatos com defeitos de deiscência utilizando PDGF e xenoenxerto isoladamente resultou em maior BBT, BBV, VBH e BIC do que quando realizada em combinação com CM.[234]

- O objetivo deste estudo prospetivo longitudinal de 5 anos foi acompanhar implantes endósseos nos quais foi aplicada a regeneração óssea guiada (ROG) durante a colocação do implante. Em 75 pacientes, os defeitos à volta dos implantes (Sistema Branemark) foram tratados com Bio-Oss e Bio-Gide (112 implantes). Em dois pacientes deste grupo, Bio-Oss e Gore-Tex foram utilizados no segundo local do defeito (41 implantes). Todos os 75 pacientes tinham pelo menos 1 implante que estava totalmente rodeado por osso e serviu de controlo (112 implantes). Após a colocação das próteses definitivas (próteses unitárias, fixas ou removíveis), os pacientes foram chamados à consulta após 6 meses e depois a cada 12 meses durante um período de observação de 5 anos. Foram investigadas as seguintes variáveis: sobrevivência do implante, nível ósseo marginal (MBL), presença de placa bacteriana, condições da mucosa peri-implantar, altura da mucosa queratinizada (KM) e nível do tecido mole marginal (MSTL). A taxa de sobrevivência cumulativa dos implantes após 5 anos variou entre 93% e 97% para implantes tratados com ou sem ROG. O MBL médio após 60 meses foi de 1,83 mm para os locais tratados com Bio-Oss e Bio-Gide, 2,21 mm para os locais tratados com Bio-Oss e GoreTex, e 1,73 mm para os locais de controlo. Verificou-se que os valores de MBL aumentaram significativamente com o tempo e diferiram significativamente entre os grupos de tratamento. Durante o período de observação, o KM variou entre 3,16 e 3,02 mm. Foi observada uma ligeira recessão de 0,1 mm, e a placa bacteriana foi encontrada em

15% de todos os locais e estava associada a sintomas inflamatórios da mucosa peri-implantar. Observou-se que estes sintomas e a recessão se correlacionavam mais fortemente com o tipo de restauração do que com o tipo de tratamento. Este estudo demonstrou que os implantes colocados com ou sem técnicas de ROG tinham taxas de sobrevivência semelhantes após 5 anos, mas que a reabsorção óssea era mais pronunciada nos locais com tratamento de ROG. Assumiu-se que a utilização de ROG está de facto indicada quando o tamanho do defeito inicial é superior a 2 mm na dimensão vertical.[235]

PROCEDIMENTOS CIRÚRGICOS AVANÇADOS:

- Este estudo tem como objetivo comparar a eficácia clínica da ortodontia limitada combinada com EMD/DFDBA no tratamento de defeitos infra-ósseos de 2 ou 3 paredes. Foi realizado um ensaio clínico paralelo e randomizado numa clínica periodontal privada (Tóquio, Japão) entre abril de 2004 e outubro de 2008. O período de tratamento foi de 1 ano com um seguimento de 1 ano. Quarenta e sete pacientes aleatorizados, com uma idade média de 53 ± 10,7 anos, foram distribuídos por dois grupos de intervenção: orto/EMD/DFDBA (n = 24) e EMD/DFDBA (n = 23). Cada paciente tinha um defeito infra-ósseo de 2 ou 3 paredes com >6 mm de profundidade. A profundidade de sondagem e o nível de inserção clínica foram medidos no início e ao fim de 1 ano. A medida de resultado primário foi a alteração absoluta na profundidade de sondagem e no nível de fixação clínica desde o início até ao seguimento de 1 ano. O resultado secundário foi a alteração absoluta no ganho do nível de inserção à sondagem aberta e a percentagem de resolução do defeito desde o início até à cirurgia de reentrada aos 6 meses. Os defeitos infra-ósseos foram tratados cirurgicamente com EMD e DFDBA 4 semanas antes da aplicação de forças extrusivas ortodônticas. As cirurgias de reentrada foram realizadas 6 meses após a cirurgia inicial. Quarenta e sete pacientes foram analisados. Ambos os grupos de tratamento mostraram uma melhoria significativa em relação à linha de base, sem diferença significativa entre os grupos, exceto para os defeitos de 2 paredes. O grupo orto/EMD/DFDBA teve um aumento estatisticamente significativo do nível de inserção à sondagem aberta (nível de confiança de 95%, 3,18 a 4,36; P = 0,036) em comparação com o grupo EMD/DFDBA (nível de confiança de 95%, 2,26 a 3,24) nos defeitos de 2 paredes. Embora ambas as modalidades de tratamento tenham sido eficazes na gestão de defeitos infra-ósseos de 2 ou 3 paredes, a ortodontia limitada proporcionou um benefício adicional ao EMD/DFDBA em defeitos de 2 paredes.[236]

O objetivo deste estudo prospetivo foi investigar se os transplantes puramente esponjosos deste local doador conduzem a resultados significativamente melhores em termos de quantidade e qualidade óssea quando comparados com enxertos de osso ilíaco corticocaneloso. Quinze pacientes que sofriam de atrofia maxilar extrema foram submetidos a um aumento bilateral do pavimento do seio maxilar com enxertos da crista ilíaca, consistindo em osso puramente esponjoso (PCB) para o lado direito e uma mistura de 50% de osso esponjoso e 50% de osso cortical para o lado esquerdo, respetivamente. As amostras de osso que foram recolhidas durante a inserção do implante foram examinadas histologicamente para uma avaliação semiquantitativa. Além disso, a densidade óssea foi medida histomorfometricamente. Os dados foram analisados estatisticamente através de uma análise de medidas repetidas do modelo de covariância e de testes t emparelhados post hoc, bem como da análise de correlação de Pearson. A análise semi-quantitativa da qualidade óssea resultou em resultados comparáveis para ambas as preparações de enxerto, enquanto a densidade óssea foi significativamente maior no grupo PCB. Sem considerar os diferentes grupos de transplante, não houve uma correlação significativa entre a idade dos pacientes e a densidade óssea ou a qualidade óssea. Também não foram observadas diferenças entre os géneros. Devido a uma melhor densidade óssea, o grupo

O enxerto de PCB da crista ilíaca continua a ser o nosso padrão de ouro. Mesmo em pacientes idosos, os enxertos autógenos podem ser utilizados sem perdas nas propriedades do osso resultante.[237]

- O enxerto ósseo pode estar associado a complicações nos tecidos moles e duros. São analisadas as complicações encontradas no local do recetor utilizando aloenxertos de bloco esponjoso para aumento do rebordo. Um total de 101 pacientes consecutivos (62 mulheres e 39 homens; idade média de 44 ± 17 anos) foram tratados com restauração implanto-suportada de 137 rebordos alveolares atróficos severos, aumentados com aloenxertos de osso esponjoso em bloco. As localizações das deficiências do rebordo alveolar foram classificadas como maxila anterior (n = 58); maxila posterior (n = 32 seios); mandíbula posterior (n = 32); e mandíbula anterior (n = 15). Foi colocado um total de 271 implantes de superfície rugosa. Foram registadas as complicações no local do recetor associadas ao enxerto em bloco (infeção, exposição da membrana, abertura da linha de incisão e perfuração da mucosa sobre o osso enxertado, falha parcial do enxerto, falha total do enxerto e falha do implante). A falha parcial e total do enxerto de bloco ósseo ocorreu em 10 (7%) e 11 (8%) dos 137 locais aumentados, respetivamente. A taxa de insucesso do implante foi de 12 (4,4%) em 271. As complicações dos tecidos moles incluíram exposição da membrana (42 [30,7%] de 137); abertura da linha de incisão (41 [30%] de 137); e perfuração da mucosa sobre o osso enxertado (19 [14%] de 137). A infeção do local do enxerto ocorreu em 18 (13%) dos

137 blocos ósseos. A localização da deficiência do rebordo alveolar teve um efeito estatisticamente significativo no resultado das complicações do local recetor. Foram registadas mais complicações na mandíbula em comparação com a maxila. A idade e o género não tiveram um efeito estatisticamente significativo. As falhas causadas por complicações foram raramente registadas em associação com o enxerto de bloco esponjoso. A incidência de complicações na mandíbula foi significativamente mais elevada. As complicações dos tecidos moles não resultam necessariamente na perda total do aloenxerto em bloco esponjoso.[238]

- O objetivo deste estudo é determinar se existe alguma diferença na quantidade de formação de novo osso -3 meses após a extração e preservação do rebordo em comparação com a formação após -6 meses. A extração minimamente traumática com preservação do rebordo utilizando aloenxerto ósseo humano mineralizado foi realizada em 38 locais de dentes de raiz única em 33 indivíduos. Dezasseis locais cicatrizaram durante uma média de 14 semanas (cicatrização precoce), enquanto 22 locais foram deixados a cicatrizar durante uma média de 27 semanas (cicatrização tardia) antes da colheita de amostras de núcleo ósseo. Foi efectuada uma análise histomorfométrica para determinar a percentagem de formação de osso novo, partículas de enxerto residuais e tecido conjuntivo/estruturas não mineralizadas para cada local. Todos os espécimes mostraram evidência de formação de osso novo, com a maioria das partículas de enxerto residuais rodeadas intimamente por osso tecido. Não foram encontradas diferenças estatisticamente significativas na quantidade de osso recém-formado ou de partículas de enxerto residuais entre os dois grupos. No geral, o grupo de cicatrização precoce demonstrou uma média de 45,8% de osso novo, 14,6% de material de enxerto residual e 39,6% de tecido conjuntivo/tecido não mineralizado. O grupo de cicatrização tardia apresentou valores médios de 45%, 13,5% e 41,3%, respetivamente. Os resultados deste estudo sugerem que a espera de 6 meses após a extração dentária e a preservação do rebordo com aloenxerto ósseo mineralizado não proporciona uma maior quantidade de formação de osso novo ou menos partículas ósseas residuais em comparação com a espera de apenas 3 meses.[239]

COMPARAÇÃO ENTRE DIFERENTES SISTEMAS REGENERATIVOS

PROCEDIMENTOS:

- O objetivo deste estudo foi comparar clínica e radiograficamente os resultados obtidos após a aplicação de (1) aloenxerto ósseo desmineralizado liofilizado disponível comercialmente (DFDBA), (2) regeneração tecidular guiada (ROG) utilizando um ácido poliláctico bioabsorvível amolecido com barreira de éster de ácido cítrico, e (3) gel derivado da matriz de esmalte (EMD), no tratamento de defeitos intra-ósseos de duas e três paredes. O estudo incluiu 39 pacientes - 12 no grupo DFDBA, 12 no grupo GTR e 15 no grupo EMD - cada um com um defeito tratado. As medições clínicas, o Índice de Placa, o Índice Gengival, as profundidades de sondagem, os níveis de inserção clínica e a recessão foram comparáveis nos três grupos no início do estudo. As medições foram repetidas 12 meses após a cirurgia. As medições cirúrgicas também foram comparáveis na linha de base entre os grupos. As radiografias foram tiradas no início e 12 meses depois, e foram comparadas após a reconstrução da radiografia pós-operatória por um programa de software que produz padronização geométrica. Não foram encontradas diferenças significativas nos resultados clínicos entre os três grupos. A avaliação radiográfica indicou uma diferença discreta e não significativa na média de reabsorção óssea crestal e preenchimento de defeitos entre os grupos. No entanto, a melhoria média da profundidade intra-óssea foi maior nos grupos GTR e EMD do que no grupo DFDBA. Os três procedimentos regenerativos pareceram ser igualmente eficazes no tratamento de defeitos intra-ósseos, com exceção da resolução radiográfica do defeito, que foi significativamente maior nos grupos GTR e EMD do que no grupo DFDBA.[240]

- Este ensaio clínico aleatório compara os resultados do tratamento combinado com membranas periosteais autógenas e enxerto ósseo versus regeneração tecidular guiada (RTG) com membranas de colagénio ou apenas desbridamento com retalho aberto (DFA) no tratamento de defeitos intra-ósseos. Foram incluídos quarenta e dois pacientes afectados por periodontite crónica moderada a grave. Cada paciente tinha um defeito intraósseo profundo (>6 mm). Foram distribuídos aleatoriamente em três grupos: pacientes tratados com 1) um procedimento OFD isolado (grupo OFD); 2) um procedimento GTR com membranas de colagénio (grupo GTR); e 3) um procedimento de tratamento combinado com membranas periosteais autógenas e lascas de osso autógeno (grupo CPRT). Foram efectuados exames clínicos e intra-cirúrgicos, incluindo a profundidade de sondagem (PD), o nível de inserção clínica (CAL), a recessão gengival (GR) e o nível ósseo do defeito (DBL) no início e após 1 ano. Após 1 ano, todos os parâmetros clínicos avaliados mostraram alterações estatisticamente significativas em relação à linha de base em cada grupo (P <0,01). Os grupos GTR e a CPRT apresentaram reduções significativamente maiores de PD (5,2 e 4,4 mm, respetivamente) e ganhos de CAL (3,2 e 3,9 mm) e DBL (2,4 e 3,1 mm) em comparação com o grupo OFD (PD, 2,9 mm; CAL, 1.6 mm; DBL, 1,5 mm); além disso, o grupo a CPRT apresentou um aumento significativamente menor de GR (0,5 mm) e um maior ganho de DBL (3,1 mm) em comparação com o grupo GTR (2 e 2,4 mm, respetivamente; P <0,05). Ambos os tratamentos GTR e a CPRT produzem benefícios clínicos adicionais em relação ao OFD sozinho. Além disso, a técnica a CPRT pode minimizar a GR pós-cirúrgica e produzir uma melhor melhoria do nível ósseo do defeito.[241]

TERAPIAS ACTUAIS E FUTURAS DO OSSO REGENERAÇÃO:

ENXERTO ÓSSEO AUTOTÓPICO:

Atualmente, são desenvolvidos vários materiais de enxerto ósseo devido a tecnologias avançadas de desenvolvimento de materiais de bioenxerto; como resultado, a cirurgia dento-alveolar pode tratar defeitos ósseos difíceis com vários métodos na colocação de implantes, cirurgia periodontal. O material de enxerto ósseo autototh é um sistema que trata os pacientes através do fabrico de material de enxerto ósseo a partir dos seus próprios dentes extraídos. Foi introduzido pela primeira vez pelo Korea Tooth Bank R&D Center e satisfez muitos clínicos e pacientes pela sua capacidade de osteocondução e osteoindução.

O material de enxerto ósseo autotópico é constituído por 55% de substâncias inorgânicas e 45% de substâncias orgânicas. Entre as substâncias inorgânicas, a hidroxiapatite (HA) tem as características de combinar e dissociar o cálcio e o fosfato como as do osso. As substâncias orgânicas incluem a proteína morfogenética óssea (BMP) e as proteínas com capacidade de osteoindução, bem como o colagénio tipo I, que é o mesmo que o próprio osso alveolar. Por conseguinte, têm a mesma capacidade de remodelação óssea que o osso autógeno.[242]

Os materiais de enxerto ósseo autotópico dividem-se em blocos e pó. O tipo de bloco tem capacidade de osteoindução, capacidade através da molhabilidade do sangue e tem capacidade de osteocondução através da manutenção do espaço e da substituição rasteira e capacidade de manutenção do espaço; é remodelado através da manutenção do espaço durante um período específico. O tipo de pó é fornecido com base em vários tamanhos de partículas, porosidade entre pós e capacidades de molhabilidade do sangue, osteocondução, osteoindução e substituição por fluência.[243]

Método de preparação de enxerto ósseo de dente automático:

O dente que foi indicado para extração será extraído antes da cirurgia periodontal.

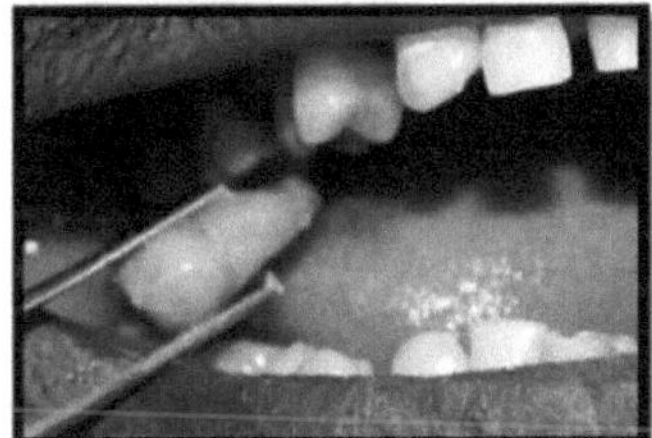
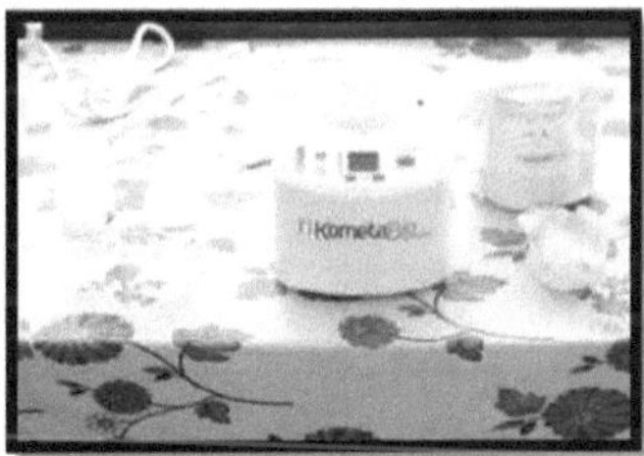

EQUIPAMENTO PARA DENTES EXTRAÍDOS

Os dentes extraídos foram cuidadosamente limpos para ficarem livres de detritos e de quaisquer tecidos aderentes. As porções da coroa e da raiz do dente foram separadas. Os dentes foram triturados utilizando um triturador de dentina (Kometa bio) para obter partículas de dentina com um tamanho de 300 a 1200 microns. As partículas de dentina foram desinfectadas utilizando um produto de limpeza da dentina durante 7 minutos e uma solução tampão de fosfato durante 3 minutos.

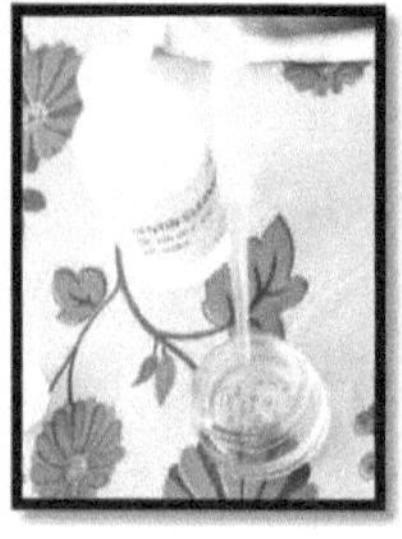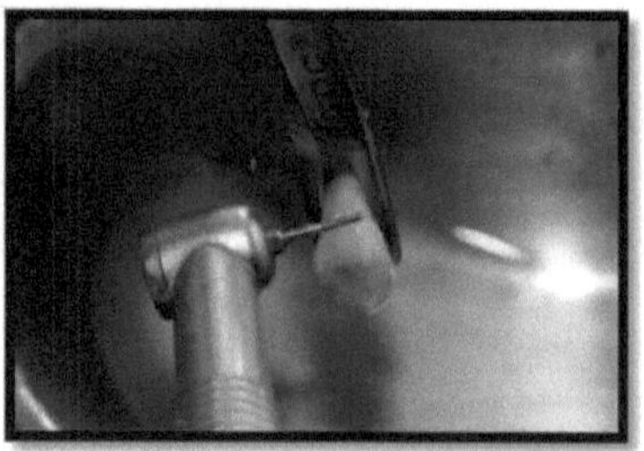

LIMPEZA DA DENTINAREMOÇÃO DA COROA

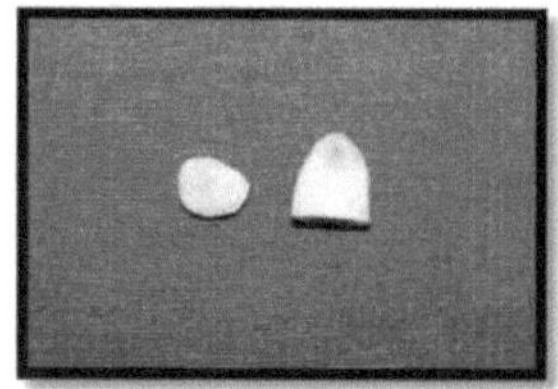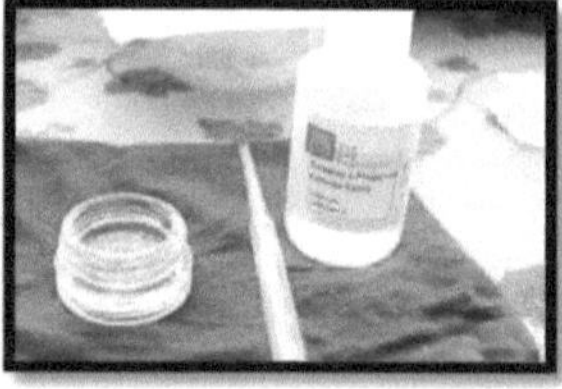

SOLUÇÃO TAMPÃO DE FOSFATO RETIRADA DA COROA

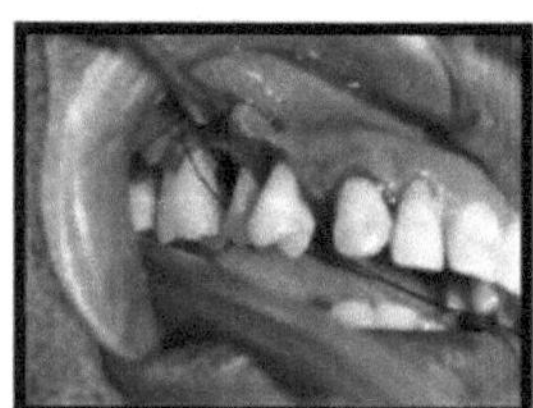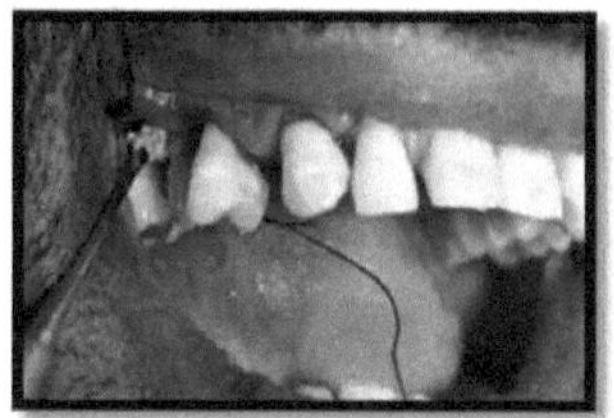

COLOCAÇÃO DE ENXERTO ÓSSEO DE REFLEXÃO

Quando a matriz de dentina desmineralizada (DDM) dos dentes extraídos de uma pessoa é utilizada como material de enxerto ósseo para a mesma, é seguro porque há pouca resposta de rejeição imunitária. Kim e colegas desenvolveram a tecnologia de fabrico de materiais de enxerto ósseo com tecido autógeno
dente após desmineralização parcial e secagem por congelação e comercializou-o pela primeira vez a nível nacional e internacional

Kim et al[244] , analisaram o componente inorgânico de um dente fresco extraído e de um espécime tratado com material de enxerto ósseo de dente autógeno e descobriram que a coroa consiste principalmente em fosfato de cálcio de alto teor cristalino e que a raiz é composta principalmente por fosfato de cálcio de baixo teor cristalino. Se a dentina e o cemento, que constituem a maior parte dos dentes, forem utilizados como materiais de enxerto ósseo, é de esperar uma boa remodelação óssea por osteocondução, uma vez que os principais minerais do tecido ósseo são a apatite de baixo teor de cristais. As análises de osso cortical mandibular retirado de pacientes, coroa de material de enxerto ósseo de dente autógeno, raiz de material de enxerto ósseo de dente autógeno, osso esponjoso alógeno mineralizado irradiado (ICB; Rocky Mountain Tissue Bank, Denver, CO, EUA), osso de xenoenxerto (Bio-Oss) e osso sintético MBCP (Biomatlante, Vigneux de Bretagne, França) mostraram que o padrão de difração de raios X (XRD) da dentina do material de enxerto ósseo de dente autógeno e do osso de aloenxerto era mais semelhante ao osso autógeno, e este achado foi anunciado.

Muitos autores publicaram relatos de casos, bem como os resultados de estudos clínicos sobre enxertos ósseos do seio maxilar, aumento do rebordo, regeneração óssea guiada, preservação ou enxerto de alvéolos, e provaram ser materiais úteis para a restauração de defeitos de tecidos duros.[245]

Lee efectuou uma análise quantitativa da proliferação e diferenciação da linha celular MG-63 no material de enxerto ósseo utilizando dentes humanos. Este estudo demonstrou que a adesão celular e a atividade de proliferação das células MG-63 na matriz de dentina parcialmente desmineralizada

(PDDM) eram comparáveis e podiam ser controlados com uma diferenciação osteogénica melhorada. Jeong et al. realizaram uma investigação experimental sobre a formação óssea após o enxerto ósseo de dente autógeno de um porco em miniatura, registaram uma formação óssea média de 43,74% após 4 semanas e concluíram que era um bom substituto para o enxerto ósseo autógeno. Kim et al. e Lee et al. efectuaram enxerto ósseo sinusal e regeneração óssea guiada utilizando osso de dente autógeno de humanos e recolheram a amostra de tecido 2 meses e 4 meses depois para análise histomorfométrica. Verificaram uma formação óssea nova favorável e sugeriram que os materiais de enxerto ósseo de dente autógeno podem ser utilizados em vários enxertos ósseos. Entretanto, os dentes podem ter uma grande quantidade de componente orgânico, apesar de terem sido deixados durante muito tempo após a extração, porque a apatite sólida dos dentes externos pode preservar o componente orgânico interno durante muito tempo. Por conseguinte, é de esperar um excelente efeito de cicatrização óssea se o componente orgânico dos dentes internos for libertado lentamente através de um processo de desmineralização adequado e se as células estaminais, os factores de crescimento e as BMP forem semeados no interior dos dentes.[246]

Proteína morfogénica óssea (bmp):

As BMPs são membros da família dos factores de crescimento transformadores. Foram identificadas 15 BMPs diferentes, todas com diferentes graus de atividade celular, incluindo propriedades indutoras de cartilagem ou osso. Atualmente, estão disponíveis duas proteínas recombinantes - proteína morfogénica óssea humana recombinante (rhBMP-2) e (rhBMP-7). Dois sistemas de transporte associados à rhBMP foram aprovados pela Food and Drug Administration dos EUA.[247]

1) A proteína osteogénica-1 (OP-1) é constituída por rhBMP-7 e colagénio bovino (Stryker Biotech Hopkinton, Massachusetts)

2) O sistema InFuse (Medtronic Sofamor Danek Warsaw, Indiana) consiste em rhBMP-2 num suporte de esponja de colagénio bovino tipo I absorvível.

O produto BMP é embalado como um pó liofilizado num frasco esterilizado que pode ser reconstituído com água esterilizada e aplicado no suporte.

Plasma rico em plaquetas (PRP):

O PRP é uma fonte de fator de crescimento derivado de plaquetas (PGDF) e de fator de crescimento transformador beta (TGF-b) que é obtido através do sequestro e concentração de plaquetas por um processo de centrifugação de densidade gradiente.[248]

Fator de crescimento derivado das plaquetas (PDGF):

O PDGF, uma glicoproteína, tem um peso molecular de aproximadamente 30kd. Foi inicialmente descrito nos grânulos alfa das plaquetas, mas também pode ser sintetizado e secretado por células como os macrófagos e o endotélio. Existem aproximadamente 0,06ng de PDGF por um milhão de plaquetas, facto que realça a grande potência desta molécula. O seu mecanismo consiste em ativar receptores de membrana celular nas células-alvo, o que resulta no desenvolvimento de ligações fosfato de alta energia em proteínas sinalizadoras citoplasmáticas internas que, por sua vez, activam as proteínas sinalizadoras que iniciam uma atividade específica na célula-alvo. As actividades mais específicas do PDGF são a mitogénese, a angiogénese e a ativação de macrófagos.[249]

Fator de crescimento transformador beta (TGF-0)

O termo fator de crescimento transformador beta aplica-se à

superfamília de factores de crescimento e de diferenciação. A proteína morfogénica óssea (BMP) é um membro desta família e contém pelo menos 13 BMPs. O TGF-bl e o TGF-b2 são proteínas que têm um peso molecular de aproximadamente 25 kd. Tal como o PDGF, são sintetizados e encontram-se nos macrófagos, bem como noutros tipos de células. Quando libertados pela degranulação plaquetária ou secretados ativamente pelos macrófagos, actuam como factores de crescimento parácrinos e afectam células como os fibroblastos, as células estaminais da medula óssea e os pré-osteoblastos. Cada uma destas células alvo tem a capacidade de sintetizar e segregar as suas próprias proteínas TGF-b. Por conseguinte, o TGF-b representa um mecanismo para manter um processo de cicatrização a longo prazo e até se transforma num fator de remodelação óssea. As funções mais importantes são a quimiotaxia e a mitogénese dos precursores dos osteoblastos. Têm também a capacidade de estimular a deposição de osteoblastos na matriz de colagénio da cicatrização de feridas e do osso. Além disso, o TGF-b inibe a formação de osteoclastos, favorecendo assim a formação óssea em detrimento da reabsorção.[250]

CAPÍTULO 8

CONCLUSÃO:

Durante mais de 40 anos, os enxertos ósseos têm sido utilizados para tratar os defeitos ósseos associados à doença periodontal. Esta terapia demonstrou ser clinicamente bem sucedida quando incluída num programa de cuidados abrangente baseado no controlo diário eficaz da placa bacteriana por parte do paciente e num programa de manutenção periodontal supervisionado por um profissional. Embora outras modalidades de tratamento tenham produzido resultados clínicos favoráveis em intervalos de tempo variáveis, apenas a terapia de enxerto ósseo demonstrou a regeneração histológica do periodonto perdido, consistindo em novo cimento, processo alveolar e um ligamento periodontal funcionalmente orientado nos seres humanos.

Para atingir o objetivo final da terapia periodontal (regeneração), são utilizados vários procedimentos cirúrgicos, como os procedimentos de retalho aberto (por exemplo, retalho de Widman modificado), isoladamente ou com enxertos ósseos, como osso autógeno, aloenxerto ósseo liofilizado descalcificado (DFDBA), FDBA ou vários substitutos ósseos e regeneração tecidular guiada.

O material de enxerto ideal para procedimentos regenerativos é o enxerto ósseo autógeno, mas a principal desvantagem deste enxerto é a necessidade de um local cirúrgico secundário para obter material de dador e a frequente falta de um local de dador intra-oral para obter quantidades suficientes de osso autógeno para defeitos ósseos múltiplos ou profundos. Assim, para ultrapassar estas desvantagens, foram desenvolvidos aloenxertos ósseos como uma fonte alternativa de material de enxerto.

Numerosos relatos de casos e ensaios clínicos controlados indicam que os enxertos ósseos autógenos podem ser utilizados com sucesso na terapia periodontal. É possível uma nova fixação com diferentes tipos de enxertos ósseos autógenos. A reabsorção radicular e a anquilose só podem ser observadas após enxertos de osso esponjoso ilíaco fresco e medula óssea. Tanto o FDBA como o DFDBA demonstraram ser clinicamente eficazes. A regeneração de osso novo, cemento e PDL é um achado frequente com enxertos de DFDBA. A formação óssea pode ser melhorada se o GTR for aumentado com enxertos ósseos. Os aloenxertos ósseos e aloplásticos oferecem vantagens semelhantes no que respeita ao preenchimento ósseo. A regeneração é o resultado com o DFDBA, enquanto a reparação é o resultado após enxertos de osso sintético.

Existem provas irrefutáveis que sustentam a utilidade da terapia genética para a indução óssea em seres humanos. Estudos demonstraram com sucesso várias estratégias seguras e eficazes para formar osso novo através da terapia genética em animais.

Atualmente, existem vários materiais de enxerto ósseo; em particular, o material de enxerto ósseo autógeno tem sido estudado agressivamente como um material para ultrapassar as desvantagens do aloenxerto, xenoenxerto e enxerto sintético sem perder a capacidade de regeneração óssea como o osso autógeno. Em aplicações clínicas, o material de enxerto ósseo autógeno não apresenta riscos genéticos e infecciosos; é tão forte quanto outros materiais de enxerto, proporcionando boa geração óssea através da osteoindução e osteocondução, bem como excelente capacidade de remodelação óssea inicial. Com base nestes resultados, concluímos que o material de enxerto ósseo autotooth deve ser mais investigado como um bom material de enxerto ósseo com capacidades de osteocondução e osteoindução para substituir o osso autógeno, que tem muitas limitações.

CAPÍTULO 9

BIBLIOGRAFIA:

1. Altiere, E, Reeve C, Sheridan P.Lyophilized Bone Allografts in Periodontal Osseous Defects. J. Periodontol 1979; 50:510-519.

2. Amler M. H.The Effectiveness of Regenerating Versus Mature Marrow in Physiologic Autogenous Transplants (A eficácia da medula em regeneração versus medula madura em transplantes autógenos fisiológicos). J Periodontol 1984; 55:268-272.

3. Anderegg C. R, Martin S J, Gray JL, Mellonig J T, Gher M E. Avaliação clínica da utilização de aloenxerto ósseo liofilizado descalcificado com regeneração tecidular guiada no tratamento de invasões de furca de molares. J Periodontol1991; 62:264-268.

4. Aukhil, I, Iglhaut J. Periodontal Ligament Cell Kinetics Following Experimental Regenerative Procedures. J. Clin. Periodontol1991; 15:374382.

5. Aukhil, I., Nishimura.K, Fernyhough.W. Experimental Regeneration of the Periodontium (Regeneração Experimental do Periodonto). Oral Biol. Oral Med1990;1:101-115.

6. Baldock, W L. Hutchens W, Simpson.D. Uma avaliação de implantes de fosfato tricálcico em defeitos ósseos periodontais humanos em dois pacientes. JPeriodontol1985; 56:1-7

7. Becker, W., B. Becker, C. Berg, J. Prichard, R. Caffesscc, e E. Rosenberg: New Attachment After Treatment with Root Isolation Procedures: Report for Treated Class III and Class II Furcations and Vertical Osseous Defects. Int. J. Periodontics Restorative Dent 1988; 8(3):9-24

8. Barnett, J., J. Mellonig, H. Towle e J. Gran: Comparison of Freeze- Dried Bone Allograft and Porous Hydroxyapatite in Human Periodontal Defects. J. Periodontol1989; 60:231-237.

9. Urist M "bone: formation by autoinduction".Science.1965; 150(698):893- 97

10. Urist MR, Silverman BF, Buring K, Dubuc FL, Rosenberg JM. "O princípio da indução óssea". Clin Orthop Relat Res. 1967; 53; 243-83

11. Urist MR. "O clássico: proteína morfogénica óssea; Clinic Orthop Relat Res.2009; 12; 3051-62

12. Dragoo, M. e H. Sullivan: A Clinical and Histologic Evaluation of Autogenous Iliac Bone Grafts in Humans (Avaliação Clínica e Histológica de Enxertos Ósseos Ilíacos Autógenos em Humanos). Parte I. Materiais de enxerto ósseo periodontal. J. Periodontol. 55:406; Cicatrização de feridas 2 a 8 meses. J. Periodontol (1973) 44:599-613

13. Dragoo, M. R.: Avaliação clínica e histológica de enxertos ósseos autógenos. J. Periodontol. 1972; 44:123

14. Aichehmum-Reidy, M.E. e Yukna, R.A. Bone Replacement Grafts. Os Substitutos Ósseos. DCNA 1998; 42:491-503.

15. Amler, M.H. Osteogenic Potential ofNonvital Tissues and Synthetic Implant Materials (Potencial osteogénico de tecidos não vitais e materiais de implantes sintéticos). J Periodontol 1987; 58:758-761.

16. Bowers, G., B. Chadroff, R. Carnevale, J. Mellonig, R. Corio, J. Emerson, J. Stevens e E. Romberg: Avaliação Histológica do Novo Aparelho de Fixação Humana em Humanos, Parte II. J. Periodontol 1989; 60:675-682

17. Bowers, G., B. Chadroff, R. Carnevale, J. Mellonig, R. Corio, J. Emerson, M. Stevens, e E. Romberg: Histologic Evaluation ofNew Aparelho de Fixação Humana em Humanos, Parte III. J. Periodontol1989; 60:683-693

18. Bowers, G. e H. Reddi: Regenerating the Periodontium in Advanced Periodontal Disease (Regeneração do Periodonto na Doença Periodontal Avançada). J. Am. Dent. Assoc1991; 122:45- 48

19. Dragoo, M. R.: Avaliação clínica e histológica de enxertos ósseos autógenos. J. Periodontol. 1972; 44:123

20. Robinson E: Coágulo ósseo para indução óssea. J Periodontol 1969; 40(9):503-510

21. Goss, C. Gray's Anatomy of the Human Body, 27ª edição. Lea & Febiger. Philadelphia,p. 1965;119.

22. Frost, H. Bone histomorphometry: choice of marking agent and labeling schedule, in Bone Histomorphometry: Techniques and Interpretation (Recker, R. R., e eds.), CRC Press, Boca Raton, FL, 1983; pp. 37-52

23. Ng, W., Romas, E., Donnan, L., e Findlay, D.Bone biology. Bailliere's Clin. Endocrinol. Metab.1997; 11;(1), 1-22.

24. Ferguson, C., Miclau, T., Hu, D., Alpern, E., e Helms, J. Common molecular pathways in skeletal morphogenesis and repair. Ann. Acad. NY Sci1998;3, 121-131.

25. Rodan, G. Control ofbone formation and resorption: biological and clinical perspective. J. Cell. Biochem. Suppl.1998; 30, 55-61.

26. Rodan, G. Control ofbone formation and resorption: biological and clinical perspective. J. Cell. Biochem.Suppl.1998; 30, 55-61.

27. Campbell, J. T. e Kaplan, F. The role of morphogens in endochondral ossification. Calcif. Tissue Int.1992; 50, 283-289.

28. Barney MM, Martins W Jr, Xavier SP, Rosa AL. Osteogénese in vitro induzida por células derivadas dc locais submetidos a enxerto sinusal com osso bovino anorgânico. Clin Oral Implants Res1989; 19:48-54

29. Boyan, Olah A, Mohler H .Protein-chemical analysis ofBio-Oss bone substitute and evidence on its carbonate content. Biomaterials 2000; 22:1005-1012.

30. Bowers GM, ChadroffB, Carnevale R, Mellonig J, Corio R, Emerson J,

Stevens M, Romberg E. Histologic evaluation of new attachment apparatus formation in humans.Part II. J Periodontol 1989;60:675-682

31. Bowers G, Felton F, Middleton C et al.Comparação histológica da regeneração em defeitos intra-ósseos humanos quando a osteogenina é combinada com aloenxerto ósseo desmineralizado liofilizado e com colagénio bovino purificado. JPeriodontol 1991; 62:690

32. Boyan BD, Ranly DM, Schwartz Z. Utilização de factores de crescimento para modificar a osteoindução de aloenxertos ósseos desmineralizados: lições para a engenharia de tecidos ósseos. Dent ClinNorth Am2006; 50:217-228.

33. Callan DP, Rohrer MD. Utilização de hidroxiapatite derivada de bovino no tratamento de defeitos de cristas edêntulas: relato de um caso clínico e histológico humano. JPeriodontol1993 64(6):575-582.

34. Centros de Controlo e Prevenção de Doenças. Aloenxertos ósseos. What is the risk of disease transmission with bone allografts? In: Departamento de Saúde e Serviços Humanos. 2010Disponível em: http://www.cd.gov/OralHealth/Infectioncontrol/ faq/allografts.htm.

35. Cohen, Reimer BL, McNeir D, Ray et al. "Tibial autogenous cancellous bone as an alternative donor site in maxillofacial surgery: a preliminary report". J Oral Maxillofac Surg1994; 50(12):1258-63.

36. Comuzzi L, Ooms E, Jansen JA.Injectable calcium phosphate cement as a filler for bone defects around oral implants: an experimental study in goats. Clin Oral Implants Res2002; 13:304-311

37. Constantino, Pini Prato G, Tonetti MS.Regeneração periodontal de defeitos infra-ósseos humanos. V. Efeito da higiene oral na estabilidade a longo prazo. J Clin Periodontol1994;21:606-610

38. Constantino,Pini Prato G. Recapitulação da ontogenia imunitária: Um componente vital para o sucesso do transplante de medula óssea.

1994Volume 50, p 27-54.

39. Cortellini P, Tonetti M, Lang NP et al. O retalho simplificado de preservação da papila no tratamento regenerativo de defeitos intra-ósseos profundos: resultados clínicos e morbilidade pós-operatória. J Periodontol2001; 72:1702-1712

40. Carranza FA Jr, Kenney EB, Lekovic V, Talamante E, Valencia J, Dimitrijevic B.Histologic study ofhealing ofhuman periodontal defects after placement of porous hydroxylapatite implants. J Periodontol 1987; 58:682-688

41. Anderegg CR, Metzler DG, Nicoll BK. Gingiva thickness in guided tissue regeneration and associated recession at facial furcation defects. J Periodontol 1995: 66: 397-402.

42. Baldock WT, Hutchens LH Jr, McFall WT Jr, Simpson DM. Uma avaliação de implantes de fosfato tricálcico em defeitos ósseos periodontais humanos de dois pacientes. J Periodontol 1985: 56: 1-7.

43. Bosshardt DD, Sculean A, Windisch P, Pjetursson BE, Lang NP. Effects of enamel matrix proteins on tissue formation along the roots ofhuman teeth (Efeitos das proteínas da matriz do esmalte na formação de tecido ao longo das raízes dos dentes humanos). J Periodontal Res 2005: 40: 158-167.

44. Bowers G, Felton F, Middleton C, Glynn D, Sharp S, Mellonig J, Corio R, Emerson J, Park S, Suzuki J, Ma S, Romberg E, Reddi AH. Comparação histológica da regeneração em defeitos intra-ósseos humanos quando a osteogenina é combinada com aloenxerto ósseo liofilizado desmineralizado e com colagénio bovino purificado. JPeriodontol 1991: 62: 690-702.

45. Camelo M, Nevins ML, Lynch SE, Schenk RK, Simion M, Nevins M. Regeneração periodontal com um enxerto autógeno de osso-composto Bio-

Oss e uma membrana Bio-Gide.

Int J Periodontics Restorative Dent 2001: 21: 109-119.

46. Camelo M, Nevins ML, Schenk RK, Simion M, Rasperini G, Lynch SE, Nevins M. Clinical, radiographic, and histologic evaluation ofhuman periodontal defects treated with Bio

Oss e Bio-Gide. Int J Periodontics Restorative Dent 1998: 18: 321-331.

47. Carnevale G, Kaldahl WB. Cirurgia de ressecção óssea. Periodontol 2000 2000: 22: 59-87.

48. Caton JG, Greenstein G. Factores relacionados com a regeneração periodontal. Periodontol2000 1993: 1: 9-15.

49. Claffey N, Egelberg J. Clinical indicators of probing attachment loss following initial periodontal treatment in advanced periodontitis patients. J ClinPeriodontol 1995: 22: 690-696.

50. Cortellini P, Tonetti MS. Foco nos defeitos intra-ósseos: regeneração tecidular guiada. Periodontol 2000 2000: 22: 104-132.

51. Cortellini P, Tonetti MS. Long-term tooth survival following regenerative treatment of intrabony defects. J Periodontol 2004: 75: 672678.

52. Dragoo MR, Kaldahl WB. Avaliação clínica e histológica de aloplastos e aloenxertos em cirurgia periodontal regenerativa em humanos. Int J Periodontics Restorative Dent 1983: 3: 8-29.

53. Dragoo MR, Sullivan HC. Uma avaliação clínica e histológica de enxertos de osso ilíaco autógeno em humanos. I. Cicatrização de feridas 2 a 8 meses. J Periodontol 1973: 44: 599-613.

54. Froum SJ. Avaliação histológica humana do polímero HTR e do aloenxerto ósseo liofilizado. Um relato de caso. J Clin Periodontol 1996: 23: 615-620.

55. Froum SJ, Kushner L, Scopp IW, Stahl SS. Respostas clínicas e histológicas humanas a implantes de Durapatite em lesões intra-ósseas. Relatos de casos. J Periodontol 1982: 53: 719- 725.

56. Froum SJ, Kushner L, Stahl SS. Healing responses ofhuman intraosseous lesions following the use of debridement, grafting and citric acid root treatment. I. Observações clínicas e histológicas seis meses após a cirurgia. JPeriodontol 1983: 54: 67-76.

57. Galgut PN, Waite IM, Tinkler SM. Investigação histológica da resposta dos tecidos à hidroxiapatite utilizada como material de implante no tratamento periodontal. ClinMater 1990: 6: 105

121

58. Guillemin MR, Mellonig JT, Brunsvold MA. Cicatrização em defeitos periodontais tratados com aloenxertos ósseos liofilizados descalcificados em combinação com membranas de ePTFE (I). Análise clínica e ao microscópio eletrónico de varrimento. J ClinPeriodontol 1993: 20: 528-536

59. Hartman GA, Arnold RM, Mills MP, Cochran DL, Mellonig JT. Avaliação clínica e histológica do colagénio de osso bovino anorgânico com ou sem uma barreira de colagénio. Int J Periodontics Restorative Dent 2004: 24: 127-135.

60. Heijl L. Regeneração periodontal com derivado de matriz de esmalte num defeito experimental humano. Relato de um caso. J Clin Periodontol 1997: 24: 693-696

61. Hiatt WH, Schallhorn RG, Aaronian AJ. The induction of new bone and cementum formation. IV. Exame microscópico do periodonto após procedimentos de regeneração periodontal com aloenxerto ósseo e medula óssea humana, autoenxerto e não enxerto. J Periodontol 1978: 49: 495-512.

62. Horvath A, Stavropoulos A, Windisch P, Lukacs L, Gera I, Sculean A. Histological evaluation ofhuman intrabony periodontal defects treated with

an unsintered nanocrystalline hydroxyapatite paste. Clin Oral Invest 2013: 17: 423-430.

63. Ivanovic A, Nikou G, Miron RJ, Nikolidakis D, Sculean A. Which biomaterials may promote periodontal regeneration in intrabony periodontal defects? Uma revisão sistemática de estudos pré-clínicos. Quintessence Int 2014: 45:385-395

64. Kaldahl WB, KalkwarfKL, Patil KD, Molvar MP, Dyer JK. Avaliação a longo prazo da terapia periodontal: II. Incidência de sítios em rutura. J Periodontol 1996: 67: 103-108.

65. Kao RT, Nares S, Reynolds MA. Regeneração periodontal - defeitos intra-ósseos: uma revisão sistemática do workshop de regeneração da AAP. J Periodontol 2015: 86(2 Suppl):S77-S104.

66. Kenney EB, Lekovic V, Sa Ferreira JC, Han T, Dimitrijevic B, Carranza FA Jr. Bone formation within porous hydroxylapatite implants in human periodontal defects. Jornal de periodontologia 1986: 57: 76-83

67. Kim CS, Choi SH, Chai JK, Cho KS, Moon IS, Wikesj€o UM, Kim CK. Reparação periodontal em defeitos intra-ósseos criados cirurgicamente em cães: influência do número de paredes ósseas na resposta de cicatrização. J Periodontol 2004: 75: 229-235

68. Koylass JM, Valderrama P, Mellonig JT. Avaliação histológica de uma matriz óssea mineralizada alogénica no tratamento de defeitos ósseos periodontais. Int J Periodontics Restorative Dent 2012: 32: 405-411.

69. Listgarten MA, Rosenberg MM. Estudo histológico da reparação após novos procedimentos de fixação em lesões periodontais humanas. J Periodontol 1979: 50: 333-344.

70. Louise F, Borghetti A, Kerebel B. Relatos de casos histológicos de enxertos de hidroxiapatite coralina colocados em lesões intra-ósseas humanas: resultados 6 a 36 meses após a implantação. Int J Periodontics

Restorative Dent 1992: 12: 474-485

71. Majzoub Z, Bobbo M, Atiyeh F, Cordioli G. Dois padrões de cicatrização histológica num defeito intraósseo após tratamento com um derivado da matriz de esmalte: um caso humano. Int J Periodontics Restorative Dent 2005: 25: 283- 294.

72. Mariotti A. Eficácia dos modificadores químicos da superfície radicular no tratamento da doença periodontal. Uma revisão sistemática. Ann Periodontol 2003: 8: 205226.

73. Matuliene G, Pjetursson BE, Salvi GE, Schmidlin K, Bragger U, Zwahlen M, Lang NP. Influence of residual pockets on progression of periodontitis and tooth loss: results after 11 years of maintenance. J Clin Periodontol 2008: 35: 685- 695.

74. Mellonig JT. Derivado da matriz de esmalte para cirurgia reconstrutiva periodontal: técnica e relato de caso clínico e histológico. Int J Periodontics RestorativeDent 1999: 19: 8-19.

75. Mellonig JT. Avaliação histológica e clínica de uma matriz óssea alogénica para o tratamento de defeitos ósseos periodontais. Int J Periodontics Restorative Dent 2006: 26: 561- 569.

76. Mellonig JT. Avaliação histológica humana de um xenoenxerto ósseo derivado de bovino no tratamento de defeitos ósseos periodontais. Int J Periodontics Restorative Dent 2000: 20: 19-29.

77. Mellonig JT, Valderrama P, Cochran DL. Avaliação clínica e histológica do cimento ósseo de fosfato de cálcio em defeitos ósseos interproximais em humanos: um relatório de quatro pacientes. Int J Periodontics Restorative Dent2010: 30: 121- 127.

78. Miron RJ, Guillemette V, Zhang Y, Chandad F, Sculean A. Derivado de matriz de esmalte em combinação com enxertos ósseos: A review of the literature. Quintessence Int 2014: 45: 475- 487.

79. Moskow BS, Karsh F, Stein SD. Avaliação histológica do enxerto

ósseo autógeno. Um relato de caso e avaliação crítica. J Periodontol 1979: 50: 291-300.

80. Nabers CL, Reed OM, Hamner JE 3rd. Avaliação macroscópica e histológica de um enxerto ósseo autógeno 57 meses após a cirurgia. J Periodontol 1972: 43: 702-704

81. Rosenberg E, Rose LF. Considerações biológicas e clínicas para auto-enxertos e aloenxertos na terapia de regeneração periodontal. Dent Clin NorthAm 1998;42:467-88.

82. Garrett S. Periodontal regeneration around natural teeth. Ann Periodontol 1996;1:62166.

83. Mellonig J, Bowers G, Bright R, Lawrence J. Avaliação clínica do aloenxerto ósseo liofilizado em defeitos ósseos periodontais. J Periodontol 1976;47:125-9

84. Mellonig J, Bowers G, Bright R, Lawrence J. Clinical evaluation of freeze dried bone allograft in periodontal osseous defects. J Periodontol 1976

85. Mellonig J, Capitão DC. Enxertos ósseos liofilizados descalcificados como material de implante em defeitos ósseos periodontais humanos. Int J Periodont Res Dent 1984;6:415-5

86. Mellonig JT. Enxertos ósseos liofilizados em cirurgia reconstrutiva periodontal. Dent ClinNorthAm 1991;35:505-20.

87. Vangsness CT Jr, Garcia IA, Mills CR, Kainer MA, Roberts MR, Moore TM. Transplante de aloenxerto no joelho: Regulação dos tecidos, aquisição, processamento e esterilização. Am J Sports Med 2003;31:474-81.

88. Lavernia CJ, Malinin TI, Temple HT, Moreyra CE. Bone and tissue allograft use by orthopaedic surgeons. J Arthroplasty 2004;19:4305.

89. Joyce MJ. Segurança e regulamentos da FDA para aloenxertos

músculo-esqueléticos: Perspetiva de um cirurgião ortopédico. Clin Orthop Relat Res 2005;435:22- 30.

90. Salyer KE, Gendler E, Menendez JL, Simon TR, Kelly KM, Bardach J. Implantes de osso perfurado desmineralizado em cirurgia craniofacial. J Craniofac Surg 1992;3:55-62.

91. Salyer KE, Bardach J, Squier CA, Gendler E, Kelly KM. Cranioplastia no crânio canino em crescimento usando osso perfurado desmineralizado. Plast Reconstr Surg 1995;96:770-9

92. Academia Americana de Periodontologia. Documento de posição. Tissue banking of bone allografts used in periodontal regeneration (Banco de tecidos de aloenxertos ósseos utilizados na regeneração periodontal). J Periodontol 2001;72:834- 8.

93. Shigeyama Y, D'Errico J, Stone R, Somerman M. O material de aloenxerto preparado comercialmente tem atividade biológica in vitro. J Periodontol 1995;66:478-87

94. Academia Americana de Periodontologia. Documento de posição. O papel potencial dos factores de crescimento e diferenciação na regeneração periodontal. J Periodontol 1996;67:545-53

95. Moon IS, Chai JK, Cho KS, Wikesjo UM, Kim CK. Effects of polyglactin mesh combined with resorbable calcium carbonate or replamine form hydroxyapatite on periodontal repair in dogs. J Clin Periodont 1996;23:945-51.

96. Marx RE, Carlson ER. Segurança dos bancos de tecidos: Advertências e precauções para o cirurgião oral e maxilofacial. J Oral Maxillofac Surg 1993;51:137- 29.

97. Holtzclaw D, Toscano N, Eisenlohr L, Callan D. The Safety ofBone Allografts Used in Dentistry: Uma revisão. J Am Dent Assoc 2008;139:119-29 98. Friedlaender GE. Revisão dos conceitos actuais: Bone banking. J Bone Joint SurgAm 1982;64:307-11.

99. Prolo DJ, Rodrigo JJ. Fisiologia e cirurgia do enxerto ósseo contemporâneo. ClinOrthop 1985;200:322-42.

100. Nasr HF, Aichelmann-Reidy ME, Yukna RA. Osso e substitutos ósseos. Periodontol 2000 1999;19:748-6.

101. Kudryk VL, Scheidt MJ, McQuade MJ, Sutherland DE, Vandyke TE, Hollinger JO. Toxic effect of ethylene oxide sterilized freeze dried bone allograft on human gingival fibroblasts. J Biomed Mater Res 1992;26:1477- 88.

102. Rummelhart JM, Mellonig JT, Gray JL, Towle HJ. Uma comparação entre o aloenxerto ósseo liofilizado e o aloenxerto ósseo liofilizado desmineralizado em defeitos ósseos periodontais humanos. J Periodontol 1989;60:655-63

103. Masters LB, Mellonig JT, Brunsvold MA, Nummikoski PV. A clinical evaluation of

Aloenxerto ósseo desmineralizado liofilizado em combinação com tetraciclina no tratamento de defeitos ósseos periodontais. J Periodontol 1996; 67:77081

104. Mellonig JT Enxerto ósseo liofilizado descalcificado como material de implante em defeitos periodontais humanos. Int J Periodont Rest Dent 1984; 4:41-55

105. Mellonig J T Osxeous Grafts and Periodontol Regeneration. Em Polson A (ed). Periodontal Regeneration: Current Status and Directions. Chicago,Quintessence 1994;71-102,

106. Mellonig JT Autogenous and allogeneic bone grafts in periodontal therapy. Crit Rev Oral Biol Med1992; 3:333-352,

107. Mellonig J T Osseous Grafts and Periodontol Regeneration (Enxertos ósseos e regeneração periodontal). Em Polson A (ed). Periodontal Regeneration: Current Status and Directions. Chicago, Quintessence1994; 71-102, 1994.

108. Mellonig JT, Prewett AB, Moyer MP: Inativação do HIV num aloenxerto ósseo.JPeriodontol 1992; 63:979-983

109. Nevins M, Mellonig J: Melhoria da crista edêntula danificada para receber implantes dentários: Uma combinação de aloenxerto e a membrana Gore-Tex. Int J Periodont Rest Dent 1999; 12:109-111

110. Buck B, Malinin T, Brown M. Bone transplantation and human immunodeficiency virus: An estimated risk of acquired immunodeficiency syndrome (AIDS). Clin Orthop 1989;240:129-36.

111. Carlson ER, Marx RE, Buck BE. The potential for HIV transmission through allogeneic bone: A review of risks and safety. Oral Surg Oral Med Oral Pathol Oral Radiol Endod 1995;80:1723

112. Academia Americana de Periodontologia. Documento de posição. Banco de tecidos de aloenxertos ósseos utilizados na regeneração periodontal. J Periodontol 2001;72:8348

113. Shigeyama Y, D'Errico J, Stone R, Somerman M. O material de aloenxerto preparado comercialmente tem atividade biológica in vitro. J Periodontol 1995;66:478-87

114. Academia Americana de Periodontologia. Documento de posição. O papel potencial dos factores de crescimento e diferenciação na regeneração periodontal. J Periodontol 1996;67:54553.

115. Moon IS, Chai JK, Cho KS, Wikesjo UM, Kim CK. Efeitos da malha de poliglactina combinada com carbonato de cálcio reabsorvível ou hidroxiapatita em forma de replamina na reparação periodontal em cães. J Clin Periodont 1996;23:945-51.

116. Marx RE, Carlson ER. Segurança dos bancos de tecidos: Advertências e precauções para o cirurgião oral e maxilofacial. J Oral Maxillofac Surg 1993;51:137- 9

117. Holtzclaw D, Toscano N, Eisenlohr L, Callan D. The Safety ofBone

Allografts Used in Dentistry: Uma revisão. J Am Dent Assoc 2008;139:119-29 117. Aichehmum-Reidy, M.E. e Yukna, R.A. Bone Replacement Grafts. Os substitutos ósseos. Dental Clinics ofNorthAmerica 1998; 42:491-503 118. Andreana, S. Uma Abordagem Combinada para o Tratamento do Defeito Periodontal Associado ao Sulco de Desenvolvimento. Um relato de caso. Jornal de Periodontologia 1998; 69:601-607.

119. Richardson, CR., Mellonig, J.T., BrunsVolcl, M.A., McDonnell, 1-I.T. e Cochran, D.L. Clinical Evaluation of Bio-Oss: a Bovine-Derived Xenograft for the Treatment ofPeriodontal

Defeitos ósseos em humanos. Journal ofPeriodontology1999; 26;421-428.

120. Richardson, CR., Mellonig, J.T., Brunsvold M.A., McDonnell, 1-I.T. e Cochran, D.L. Clinical Evaluation of Bio-Oss: a Bovine-Derived Xenograft for the Treatment ofPeriodontal

Defeitos ósseos em seres humanos. Journal ofPeriodontology' 1999; 26;421-428. 121. Aichehmum-Reidy, M.E. e Yukna, R.A. Bone Replacement Grafts. The Bone Substitutes. Dental Clinics ofNorthAmerica 1998; 42:491-503 122. Reynolds, M.A., Aichelmann-Reidy, M.E., Branch-Mays, G.L. e Gunsolley, J.C. The Efficacy ofl3one Replacement Grafts in the Treatment of Periodontal Osseous Defects. Uma revisão sistemática. Anais de Periodontologia2003; 8:227-265.

123. Klein, C.P., Driessen, A.A., de Groot, K e van den I looff, A. Biodegradation Behavior ofVarious Calcium Phosphate Materials in Bone Tissue. TbejoumalofBiomedicalmaterials Research1983; 17;769-784.

124. Vastardis, S., Yukna, R.A., Mayer, e Atkinson, B.L. Periodontal Regeneration with Peptide-Enhanced Anorganic Bone -matrix in Particulate and Putty 1-'orm in Dogs. JPeriodontology2005; 76, 1690-1696.

125. Nasr, H. ~. Aichdmann-Reidy. E. e Yukna, R.A. Bone and Bone

Substitutes. JPeriodontologia 1999; 19:74-86

126. Mora, E e Ouhayoun, J.P. Clinical Evaluation ofNatural Coral and Porous Hydroxyapatite Implants in Periodontal Bone Lesions: Resultados de um seguimento de 1 ano. Journal of Clinical Periodontology 1995; 22; 877-884.

127. Costantino, P.D. e Friedman, CD. Synthetic Bone Graft Substitutes (Substitutos sintéticos de enxertos ósseos). - Otolaryngologic Clinics ofNorth America 1994; 27:1037- 1074.

128. Emmings, FG. Chemically Modified Osseous Material for the Restoration ofBone Defects (Material ósseo quimicamente modificado para a restauração de defeitos ósseos). Journal of Periodontology" 1974; 45; 385-390.

129. Jeffert, R.M., Thomas, JR., Hamilton, Keil e Brownstein, C.N. Hydroxyapatite as an Alloplastic Graft in the Treatment of Human Periodontal Osseous Defects. Journal of Periodontologv 1985; 56;63-73

130. Reynolds MA, Aichelmann-Reidy ME, Branch-Mays GL. Regeneração do periodonto

tecido: Enxertos de substituição óssea. Dent Clin North Am 2010; 54:55-71.

131. Ashman A. A utilização de materiais ósseos sintéticos em medicina dentária. Compêndio 1992;13:1020, 1022, 1024-1026.

132. Kuo TC, Lee BS, Kang SH, Lin FH, Lin CP. Cytotoxicity ofDP-Bioglass paste used for treatment of dentin hypersensitivity. J Endod 2007; 33:451-454.

133. Nasr HF, Aichelmann-Reidy ME, Yukna RA. Bone and bone substitutes (Osso e substitutos ósseos). Periodontol 2000 1999;19:74-86.

134. Zaner DJ, Yukna RA. Tamanho das partículas dos materiais de enxerto ósseo periodontal. J Periodontol 1984; 55:406-409.

135. Oonishi H, Kushitani S, Yasukawa E, Iwaki H, Hench LL, Wilson J, et al Particulate
Bioglass comparado com hidroxiapatite como substituto de enxerto ósseo. Clin Orthop 1997;334:316-325.

136. Heinz B, Kasaj A, Teich M, Jepsen S Efeitos clínicos da pasta de hidroxiapatita nanocristalina no tratamento de defeitos periodontais intra-ósseos: um estudo clínico controlado e aleatório. Clin Oral Investig 2010; 14(5):525-531.

137. Callan DP, Rohrer MD. Utilização de hidroxiapatite derivada de bovino no tratamento de defeitos de cristas edêntulas: Um relato de caso clínico e histológico humano. JPeriodontol 1993; 64:575-582.

1.1. . Nasr HF, Aichelmann-Reidy ME, Yukna RA Osso e substitutos ósseos. Periodontol 2000 (1999) 19:74-86

139. Gross JS. Materiais de enxerto ósseo para aplicações dentárias: um guia prático. Compend Contin Educ Dent 1997; 18:1013-1020.

140. Ashman A. Using synthetic bone for ridge maintenance. G.P. Insider, fev. 1993:23-26

141. Ashman A., Bruins P. Prevenção da perda óssea alveolar pós-extração com HTR e material de enxerto. Oral Surg., 30:146, 1985

142. Binderman I., Goldstein M., Horowitz I., Fine N., Taicher S., Ashman A., Shteyer A. Grafts ofHTR versus Keil grafts in experimental long bone defects in rats. American Society for Testing Materials1987: 370, J.E.
Lemons Ed., Filadélfia.

143. Eppley B.L., Sadove M.A., German R.Z. Evaluation ofHTR polymer as a craniomaxillofacial graft material (Avaliação do polímero HTR como

material de enxerto craniomaxilofacial). J. Plastic Reconstr. Surg1990; 86(6):1085

144. Isaksson S., Alberius P., Klinge B. Influência de três materiais aloplásticos na cicatrização do osso calvarial. Uma avaliação experimental do polímero HTR, dos grânulos de lactómero e de um gel de suporte. Int. J. Oral and Maxillofac. Surg1993;22:375.

145. Salman L., Kinney L. Clinical response ofHard Tissue Replacement (HTR)
polímero como material de implante em pacientes de cirurgia oral. J. Oral Implantology1992; 18(1):24

146. Shahmiri S., Singh I.J., Stahl S.S. Clinical response to the use ofHTR polymer
implante em lesões intra-ósseas humanas. Int. J. Periodontics and Restorative Dentistry1192; 12(4):295,

147. Eppley BL, Pietrzak WS, Blanton MW. Substitutos ósseos aloenxertados e aloplásticos: A
revisão da ciência e tecnologia para o cirurgião cranio-maxilo-facial. J Craniofac Surg 2005;16:981-989

148. Komath M, Varma HK. Desenvolvimento de um cimento de fosfato de cálcio totalmente injetável para aplicações ortopédicas e dentárias. Bull Mater Sci 2003;26:415-22.

149. Komath M, Varma HK. O cimento de fosfato de cálcio totalmente injetável é uma promessa para a medicina dentária. Indian J Dent Res 2004;15:89-95.

150. Shirakata Y, Oda S, Kinoshita A, Kikuchi S, Tsuchioka H, Ishikawa I. Cicatrização histocompatível de defeitos periodontais após a aplicação de um cimento ósseo de fosfato de cálcio injetável. Um estudo preliminar em cães. J Periodontol 2002;73:1043-53.

151. Setoguchi T, Izumi Y, Oda S, Ishikawa I, Ryder MI, Veber Y. Injectable calciumphosphate
cimento ósseo para defeitos ósseos periodontais. IADR/AADR/CADR 83ª Sessão Geral, Baltimore, 912 de março de 2005; Resumo 1179:Seql32. Documento WWW. URL.
http://iadr.confex.com/iadr/2005Balt/techprogram/abstract 62671.htm [acedido em 20 de maio de 2008]

152. Nery EB, LeGeros RZ, Lynch KL, Lee K. Resposta dos tecidos à cerâmica de fosfato de cálcio bifásica com diferentes rácios de HA/beta TCP em defeitos ósseos periodontais. J Periodontol 1992;63:729-35.

153. Bowen JA, Mellonig JT, Gray JL, Towle HT. Comparison of decalcified freezedried
enxerto ósseo e hidroxiapatite particulada porosa em defeitos ósseos periodontais humanos. J Periodontol 1989;60:647-54

154. Ten Huisen KS, Brown PW. Formação de hidroxiapatite deficiente em cálcio a partir de fosfato alfa tricálcico. Biomaterials 1998; 19:2209-2217

155. Stavropoulos A, Sculean A, Wikesjo" ME, et al. Um estudo piloto de fase IIA, aleatório, controlado, clínico e histológico que avalia o RHGDF-5/b-TCP para a regeneração periodontal: Resultados histológicos. J Clin Periodontol 2009;36(s9):11

156. Sukumar S, Drizhal I. Bone grafts in periodontal therapy (Enxertos ósseos na terapia periodontal). Ata medica (Hradec Kralove) 2008; 51(4): 203-207.

157. Garrett S, Bogle G. Periodontal regeneration with bone grafts. Curr OpinPeriodontol 1994: 168-177

158. Stavropoulos A, Sculean A, Wikesjo" ME, et al. A phase IIA randomized, controlled, clinical & histological pilot study evaluating

RHGDF-5/b-TCP for periodontal regeneration:

Resultados histológicos. J Clin Periodontol 2009; 36(s9):11

159. Greenstein G. Nonsurgical periodontal therapy in 2000: a literature review. J Am

DentAssoc. 2000; 131: 1580-1592

160. Greenstein G. Periodontal response to mechanical nonsurgical therapy: a review.

JPeriodontol. 1992; 63: 118-130

161. Harris RJ. Avaliação clínica de um enxerto ósseo composto com sulfato de cálcio

barreira. J Periodontol 2004; 75(50): 685-692.

162. Wikesjo" UM, Polimeni G, Xiropaidis A, Stavropoulos A. Periodontal wound healing/regeneration (cicatrização/regeneração de feridas periodontais). In: Sculean A, ed. Periodontal Regeneration (Regeneração Periodontal). Berlim: Quintessence;
2010.

163. Stavropoulos A, Sculean A, Wikesjo" ME, et al. A phase IIA randomized, controlled, clinical & histological pilot study evaluating RHGDF-5/b-TCP for periodontal regeneration:

Resultados histológicos. J Clin Periodontol 2009;36(s9):11

164. McGuire, Scheyer T. Comparação do fator de crescimento derivado de plaquetas humanas recombinantes - BB mais fosfato beta tricálcico e membrana de colagénio com o enxerto de tecido conjuntivo subpeitelial para o tratamento de defeitos de recessão; Int J Periodontics Restorative Dent 2006 Jun,26(3):223- 31

165. Paolantonio M, Perinetti G, Dolci M, Perfetti G, Tete S, Sammartino G, et al. Tratamento cirúrgico de defeitos intra-ósseos periodontais com implante de sulfato de cálcio e barreira versus barreira de colagénio ou desbridamento com retalho aberto apenas: Um ensaio clínico controlado e

aleatório de 12 meses. J Periodontol 2008;79:188693

166. Greenstein CG. Resultados das técnicas terapêuticas convencionais de regeneração. In: Polson AM, editor. Periodontal Regeneration: Current Status and Directions. Chicago: Quintessence; 1994. p.11

167. Peltier LF. O uso de gesso de Paris para preencher grandes defeitos no osso. Am JSurg 1959;97:31-15

168. Bahn SL. Gesso: Abone. Oral Surg 1966;21:67281

169. Thomas MV, Puleo DA, Al Sabbagh M. Calcium sulfate: Uma revisão. J Long Term EffMed Implants 2005;15:599-601.

170. De Macedo NL, de Macedo LG, Monteiro Ado S. Barreira não porosa de sulfato de cálcio e PTFE para regeneração de defeitos ósseos experimentais. Med Oral Patol Oral Cir Bucal 2008;13:E3759.

171. Orsini M, Orsini G, Benlloch D, Aranda JJ, Lazaro P, Sanz M, et al. Comparação de sulfato de cálcio e enxerto ósseo autógeno com membranas bioabsorvíveis e enxerto ósseo autógeno no tratamento de defeitos periodontais intra-ósseos: Um estudo de boca dividida. J Periodontol 2001;72:296-302.

172. Mazor Z, Mamidwar S, Ricci JL, Tovar NM. Reparação óssea em defeito periodontal utilizando um compósito de aloenxerto e sulfato de cálcio (DentoGen) e uma barreira de sulfato de cálcio. J Oral Implantol 2011;37:287-92 173. Hench LL. A história do biovidro. J Mater Sci Mater Med 2006; 17: 967-978

174. Sohrabi K, Saraiya V, Laage TA, Harris M, Blieden M, Karimbux N. Uma avaliação do vidro bioativo no tratamento de defeitos periodontais: uma meta-análise de ensaios clínicos controlados randomizados. J Periodontol 2012; 83:453-464.

175. Wilson J, Pigott GH, Schoen FJ, Hench LL. Toxicology and biocompatibilityofbioglasses. JBiomedMaterRes 1981; 15: 805-817.

176. Lindfors NC, Koski I, Heikkila JT, Mattila K, Aho AJ. Um estudo

prospetivo e aleatório de 14 anos de seguimento de vidro bioativo e osso
autógeno como substitutos de enxertos ósseos em casos benignos
tumores ósseos. J Biomed Mater Res Part B, Appl Biomater 2010; 94: 157-
164 177. Kaur G, Pandey OP, Singh K, Homa D, Scott B, Pickrell G. A
review ofbioactive glasses: Their structure, properties, fabrication, and
apatite formation. J Biomed Mater Res A 2014; 102: 254-274

178. Allan I, Newman H, Wilson M. Antibacterial activity of particulate
bioglass against supra- and subgingival bacteria. Biomaterials 2001; 22:
1683-1687.

179. Stoor P, Soderling E, Salonen JI. Efeitos antibacterianos de uma pasta
de vidro bioativo em microrganismos orais. Ata Odontol Scand 1998; 56:
161-165.

180. Xynos ID, Hukkanen MV, Batten JJ, Buttery LD, Hench LL, Polak
JM. Bioglass 45S5 estimula a renovação dos osteoblastos e melhora a
formação óssea in vitro: implicações e aplicações para a engenharia do
tecido ósseo. CalcifTissue Int 2000; 67: 321-329.

181. Ducheyne P, Qui Q. Bioactive ceramics: O efeito da reatividade da
superfície na formação óssea e na função das células ósseas. Biomaterials
1999; 20: 2287-2303.

182. Sumer M, Keles GC, Cetinkaya BO, Balli U, Pamuk F, Uckan S.
Osso cortical autógeno e enxerto de vidro bioativo para o tratamento de
defeitos periodontais intra-ósseos. Eur J Dent 2013;7: 6-14.

183. Shapoff CA, Alexander DC, Clark AE. Utilização clínica de uma
partícula de vidro bioativo no tratamento de defeitos ósseos humanos.
Compend Contin Educ Dent 1997; 18: 352-354, 6, 8 passim.

184. Stavropoulos A, Geenen C, Nyengaard JR, Karring T, Sculean A.
Oily calcium hydroxide
Suspensão (Osteoinductal) utilizada como adjuvante da regeneração óssea

guiada: Um estudo experimental

Estudo em ratos. Clin Oral Implants Res 2007; 18:761-767.

185. Stavropoulos A, Geenen C, Nyengaard JR, Karring T, Sculean A. Oily calcium hydroxide

Suspensão (Osteoinductal) utilizada como adjuvante da regeneração óssea guiada: Um estudo experimental

Estudo em ratos. Clin Oral Implants Res 2007; 18:761-767

186. Stavropoulos A, Geenen C, Nyengaard JR, Karring T, Sculean A. Oily calcium hydroxide

Suspensão (Osteoinductal) utilizada como adjuvante da regeneração óssea guiada: Um estudo experimental

Estudo em ratos. Clin Oral Implants Res 2007; 18:761-767

187. Wohlfahrt JC, Aass AM, Ronold HJ, Karlsson S, Ellingsen JE, Saxegaard E, Lyngstadaas SP. Grânulos de titânio poroso no tratamento cirúrgico de defeitos ósseos peri-implantares - um ensaio clínico aleatório. Apresentado na 19.ª Reunião Científica Anual da Associação Europeia de Osteointegração, 6-9 de outubro de 2010, Glasgow, Reino Unido. Clin Oral Implants Res2010;21:10-14

188. Wohlfahrt JC, Monjo M, Ronold HJ, Aass AM, Ellingsen JE, Lyngstadaas SP (2010b) Os grânulos de titânio poroso promovem a cicatrização e o crescimento ósseo em defeitos ósseos peri-implantares da tíbia de coelhos. Clin Oral Implants Res21:165-173.

189. Reynolds MA, Aichelmann-Reidy ME, Branch-Mays GL. Regeneração do tecido periodontal

Tecidos: Enxertos de substituição óssea. Dent Clin North Am 2010; 54:55-71

190. Nasr HF, Aichelmann-Reidy ME, Yukna RA. Bone and bone substitutes (Osso e substitutos ósseos). Periodontol 2000 1999; 19:74-86

191. Mellonig JT. Enxertos ósseos autógenos e alógenos na terapia periodontal. Crit Rev Oral

Biol Med 1992;3:333-352

192. Kimmel, D. A paradigm for skeletal strength homeostasis. J. Bone JointMiner1983. Res. 8(2), 515-522

193. Raisz, L. Physiology and pathophysiology ofbone remodeling. Clin. Chem. 1999;45(8B), 1353-1358.

194. Rodan, G.Control ofbone formation and resorption: biological and clinical perspective. J. Cell. Biochem. Suppl1998;30, 55-61

195. Schmitt, J. M., Hwang, K., Winn, S. R., e Hollinger, J. O.Bone morphogenetic proteins: an update on basic biology and clinical relevance. J. Orthop. Res.1995; 17(2), 269-278.

196. Hurley, M. e Florkiewicz, R. Fibroblast growth fator and vascular endothelial cell growth fator families, in Principles of Bone Biology (Bilezikian, J., Raisz, L., e Rodan, G., eds.), Academic Press, San Diego, CA, 1996;pp. 627-645.

197. Martin, T., Findlay, D., e Mosley, J.Peptide hormones acting on bone, in Osteoporosis (Marcus, R., Feldman, D., e Kelsey, J., eds.), Academic Press, San Diego, CA,1996; pp. 185-205

198. Campbell, J. T. e Kaplan, F.The role of morphogens in endochondral ossification. Calcif. Tissue Int1992; 50,283-289.

199. Ducy, P., Schinke, T., e Karsenty, G. The osteoblast: a sophisticated fibroblast underercentral surveillance. Science2000; 289, 1501-1504

200. Yamaguchi, A., Komori, T., e Suda, T. Regulation of osteoblast differentiation mediated by bone morphogenetic proteins, hedgehogs, and cbfa1. Endocrine Rev2000. 21(4), 393-411

201. Bennett, N. T. e Schultz, G. S. Growth factors and wound healing (Factores de crescimento e cicatrização de feridas). Parte I. Propriedades

bioquímicas dos factores de crescimento e respectivos receptores. Am. J. Surg. 1993; 165, 728-737

202. Quintero G, Mellonig JT, Gambill VM, Pelleu GB Jr. Uma avaliação clínica de seis meses de aloenxertos ósseos liofilizados descalcificados em defeitos ósseos periodontais. J Periodontol 1982; 53:726-730.

203. Schallhorn RG, Hiatt WH, Boyce W. Transplantes ilíacos na terapia periodontal. J Periodontol 1970; 41:566-580.

204. Gokhale ST, Dwarkanath CD. A utilização de mineral ósseo poroso osteocondutor natural (Bio-Oss) em bolsas infra-ósseas. J Indian Soc Periodontol 2012 Apr; 16(2): 247-52

205. Grover V, Kapoor A, Malhotra R, Uppal S. Avaliação da eficácia do material de enxerto sintético bioativo no tratamento de defeitos periodontais infra-ósseos. J Indian Soc Periodontol 2013; 17; 104-10

206. Jindal V, Gill AS, Kapoor D, Gupta H. A eficácia comparativa da matriz óssea alogénica descalcificada e dos autoenxertos ósseos livres intra-orais no tratamento de defeitos ósseos periodontais. J Indian Soc Periodontology 2013; 17; 91-5

207. Mistry S, Kundu D, Datta S , Basu D. Effects ofbioactive glass, hydroxyapatite and bioactive glass and hydroxtyapatite composite graft particles in the treatment of infrabony defects. J Indian Soc Periodontology 2012: 16; 241-6

208. Borgehtti A, Novakovitch G, Luoise F, Simeone D, Fourel J. Aloenxerto de osso esponjoso criopreservado em defeitos intra-ósseos periodontais. J Periodontol 1993; 64(2): 128-32

209. Bansal S, Chauhan V, Sharma S, Maheshwari R. Avaliação de hidroxiapatite e fosfato beta-tricálcico misturados com aspirado de medula óssea como substituto de enxerto ósseo para fusão espinal posterolateral, Indian J Orthop 2009; 43(3): 234-239

210. Khashu H, Vandana K L. Avaliação clínica e radiográfica do defeito ósseo periodontal humano (furca de grau II mandibular) tratado com Pepgen P-15 e uma membrana bioreabsorvível (Atrisorb), J Indian Soc Periodontol 2012; 16(4); 569-76.

211. Couri J, Maze GI, Hinkson DW. Sulfato de cálcio hemihidratado de grau médico versus politetrafluoroetileno expandido no tratamento da furca de classe II mandibular. J Periodontol 2002; 73(11): 1352-9

212. Singhal R, Nandlal, Kumar A. Papel da provisão de espaço na regeneração do defeito localizado de duas paredes usando o enxerto de pedículo periosteal como uma membrana de tecido autógeno guiado. J Periodontol 2013; 84(3); 316-24.

213. Zuchelli G, Brini C, De Sanctis. Membrana GTR de defeitos infra-ósseos em pacientes com periodontite de início precoce e crónica do adulto. Int J Periodontics Restorative Dent 2002; 22(4): 323-33.

214. Lee JS , Wikesjo UM, Park JC, Jang YJ, Pippig SD, Bastone P, Choi SH, Kim CK. Maturação dos tecidos periodontais após a implantação de rhGDF5/ PTCP em defeitos intra-ósseos de uma parede em cães: observações histológicas de 24 semanas. J Clin Periodontol. 2012 maio;39 (5):46674

215. Park JC, Wikesjo UM, Koo KT, Lee JS, Kim YT, Pippig SD, Bastone P, Kim CS, e Kim CK. Maturação do osso alveolar após a implantação de um compósito rhGDF5 / PLGA em defeitos intra-ósseos de 1 parede em cães: observações histométricas de 24 semanas. J Clin Periodontol. 2012 Jun;39 (6):56573

216. Camargo PM , Lekovic V, Weinlaender M, Vasilic N, Madzarevic M, Kenney EB. Um estudo de reentrada sobre o uso de mineral ósseo poroso bovino, GTR e plasma rico em plaquetas no tratamento regenerativo de defeitos intra-ósseos em humanos. Int J Periodontics Restorative Dent.

2005 Feb;25 (1):49- 59

217. Aghaloo TL, Moy PK, Freymiller EX. Avaliação do rico em plaquetas em combinação com osso bovino anorgânico em crânio de coelho: um estudo piloto. Int J Oral Maxillofacial Implants 2004; 19(1); 59-65

218. Yamamiya K , Okuda K, Kawase T, Hata K, WolffLF, Yoshie H. Tissueengineered

periósteo cultivado utilizado com plasma rico em plaquetas e hidroxiapatite no tratamento de defeitos ósseos humanos. J Periodontol. 2008 May;79 (5):811-8.

219. Yilmaz S, Kabayadi C, Ipei SD, Cakar G, Kuru B. Tratamento de defeitos intra-ósseos com plasma rico em plaquetas versus plasma pobre em plaquetas combinado com xenoenxerto derivado de bovino: um ensaio controlado. J Periodontol 2011; 82(6); 837-44.

220. Thorat M, Pradeep AR, Pallavi B. Efeito clínico da fibrina autóloga rica em plaquetas no tratamento de defeitos intra-ósseos: um ensaio clínico controlado. J ClinPeriodontol. 2011 Oct;38 (10):92532

221. Lekovic V, Milinkovic I, Aleksic Z, Jankovic S, Stankovic P, Kenney EB, Camargo PM. Fibrina rica em plaquetas e mineral ósseo poroso bovino vs. fibrina rica em plaquetas no tratamento de defeitos periodontais intra-ósseos. J Periodontal Res. 2012 Aug;47 (4):409-17

222. Francetti L , Trombelli L, Lombardo G, Guida L, Cafiero C, Roccuzzo M, Carusi G, Del Fabbro M. Avaliação da eficácia do derivado da matriz de esmalte no tratamento de defeitos intra-ósseos: um estudo multicêntrico de 24 meses. Int J Periodontics Restorative Dent. 2005 Oct;25(5):461-73.

223. Shirakata Y, Oda S, Kinoshita A, Kikuchi S, Tsuchioka H, Ishikawa I. Cicatrização histocompatível de defeitos periodontais após a aplicação de

um cimento ósseo de fosfato de cálcio injetável. Um estudo preliminar em cães. J Periodontol 2007;73:1043-53

224. De Leonardis D, Paolantonio M. Derivado de matriz de esmalte isolado ou associado a substituto ósseo sintético no tratamento de defeitos de uma e duas paredes. J Periodontol 2013; 84(4); 444-55.

225. Trombelli L , Annunziata M, Belardo S, Farina R, Scabbia A, Guida L. Enxerto ósseo autógeno em conjunto com derivado de matriz de esmalte no tratamento de defeitos intra-ósseos periodontais profundos: um relatório de 13 pacientes tratados consecutivamente. J Clin Periodontol. 2006 Jan;33(1):6975.

226. Polo CI, Lima JL, De Lucca L, Piacezzi CB, NaclerioHomem Mda G, AranaChavez VE, Sendyk WR. Efeito da proteína morfogenética óssea humana recombinante 2 associada a um variedade de substitutos ósseos na regeneração óssea guiada verticalmente na calvária de coelhos. J Periodontol. 2013 Mar;84 (3):360-70

227. Urban IA, Jovanovic SA, Lozada JL. Aumento do rebordo vertical utilizando regeneração óssea guiada em três cenários clínicos antes da colocação de implantes: um estudo retrospetivo de 35 pacientes 12 a 72 meses após a carga. Int J Oral Maxillofacial Implants, 2009; 24(3): 502-10.

228. AlHazmi BA , Al Hamdan KS, Al Rasheed A, Babay N, Wang HL, AlHezaimi K. Eficácia da utilização de PDGF e xenoenxerto com ou sem membrana de colagénio para a regeneração óssea em torno de implantes imediatos com defeitos do tipo deiscência induzida: um estudo tomográfico microcomputado em cães. J Periodontol. 2013 Mar;84 (3):3718

229. Zitzmann NU, Scharer P, Marinello CP. Resultados a longo prazo de implantes tratados com regeneração óssea guiada: um estudo prospetivo de 5 anos. Int J Oral Maxillofac Implants. 2001 maio-Jun;16 (3):355-66.

230. Ogihara S , Wang HL. Regeneração periodontal com ou sem

ortodontia limitada para o tratamento de defeitos infra-ósseos de 2 ou 3 paredes. J Periodontol. 2010 Dec;81(12):173442.

231. Gerressen M, Hermanns-Sachweh, Riediger. Purely cancellous vs. corticocancellous bone in sinus floor augmentation with autogenous iliac crest: a prospective clinical trial. Clin. Oral Impl. Res. 20, 2009; 109-115.

232. Chaushu G , Mardinger O, Peleg M, Ghelfan O, Nissan J. Análise das complicações após o aumento com aloenxertos de bloco esponjoso. J Periodontol. 2010 Dec;81(12):1759-64.

233. Beck TM , Mealey BL. Análise histológica da cicatrização após extração dentária com preservação do rebordo utilizando aloenxerto ósseo humano mineralizado. J Periodontol. 2010 Dec;81(12):176572.

234. Parashis A , AndronikakiFaldami A, Tsiklakis K. Comparação clínica e radiográfica de três procedimentos regenerativos no tratamento de defeitos intra-ósseos. Int J Periodontics Restorative Dent. 2004 Feb;24(1):81-90.

235. Paolantonio M, Femminella B, Coppolino E, Sammartino G, D'Arcangelo C, Perfetti G, Perinetti G. Membranas de barreira periosteal autógenas e enxertos ósseos no tratamento de
Defeitos intra-ósseos periodontais de dentes com raízes unitárias: um ensaio clínico controlado e aleatório de 12 meses. J Periodontol. 2010 Nov;81 (11):1587- 95

236. Moore WR, Graves S E, Bain G I. Synthetic bone graft substitutes; ANZ J. Surg (2001) 71, 354-361.

237. Nandi SK, Roy S, Mukherjee P. Aplicações ortodônticas de enxertos ósseos e substitutos de enxertos: uma revisão. Indian J Med Res. 2010; 132; 15-30.

238. Simonpieri A, Choukroun J, Del Corso M, Sammartino G, Dohan Ehrenfest DM. Levantamento e implantação simultâneos do seio maxilar utilizando implantes microtrançados e fibrina rica em leucócitos e

plaquetas como único material de enxerto: Uma experiência de seis anos. Implant Dent 2011;20:212 239. Guneet Juneja, Vipin Bharti. Tratamento de defeitos intra-ósseos periodontais com fibrina rica em plaquetas fibrina e enxerto ósseo de hidroxiapatita porosa: Um estudo clínico e radiográfico comparativo utilizando o Dentascan . Saint Int Dent J 2015;1:227

240. Kim YK, Kim SG, Byeon JH, Lee HJ, Um IU, Lim SC. Desenvolvimento de um novo material de enxerto ósseo utilizando dentes autógenos. Oral Surg Oral Med Oral Pathol Oral Radiol Endod 2010; 109:496-503.

241. Murata M, Akazawa T, Takahata M, Ito M, Tazaki J, Hino J, et al. Indução óssea de dente humano e osso triturado por moinho automático recentemente desenvolvido. J Ceram Soc Jpn 2010; 118:434-7.

242. Kim YK, Yun PY, Kim SG, Lim SC. Enxerto ósseo do seio maxilar utilizando uma combinação de osso autógeno e BioOss(R): comparação da cicatrização de acordo com a proporção de osso autógeno. J Korean Assoc Oral Maxillofac Surg2007;33:654-9

243. Gomes MF, dos Anjos MJ, Nogueira TO, Guimaraes SA. Avaliação histológica da propriedade osteoindutora da matriz dentinária desmineralizada autógena em defeitos ósseos cirúrgicos em crânios de coelhos utilizando membrana amniótica humana para regeneração óssea guiada. Int J Oral Maxillofac Implants 2001; 16:563-71

244. Park SS, Kim SG, Lim SC, Ong JL. Osteogenic activity of the mixture of chitosan and particulate dentin. J Biomed Mater Res A 2008; 87:618-23.

245. Supreet Kaur, Vishakha Grover, e Ranjan Malhotra. Evaluation of bone morphogenic proteins in periodontal practice (Avaliação das proteínas

morfogénicas ósseas na prática periodontal). Indian J Dent. 2016 Jan- Mar; 7(1): 28-37.

246. T. F. Tozum e B. Demiralp, "Platelet-rich plasma: a promising innovation in dentistry," Journal Canadian Dental Association, vol. 69, no. 10,p. 664, 2003

247. Michael S. Block, Ronald Achong, Bone Morphogenetic Protein for Sinus Augmentation. Atlas Oral Maxillofacial Surg Clin N Am 14 (2006) 99-105

248. Robert E. Marx et al, Platelet rich plasma- Growth fator enhancement for bone grafts. Oral Surgery Oral Medicine Oral Pathology, Volume 85, Número 6

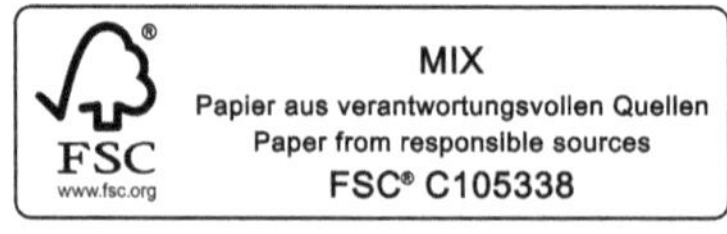

Printed by Books on Demand GmbH, Norderstedt / Germany